ÉTUDE

SUR LES

LUXATIONS SCAPULO-HUMÉRALES

COMPLIQUÉES DE FRACTURE

DE LA

PARTIE SUPÉRIEURE DE L'HUMÉRUS

TRAITEMENTS

PAR

Le Dr OGER (Augustin)
De la Faculté de médecine de Paris.

PARIS
H. LAUWEREYNS, LIBRAIRE-ÉDITEUR,
G. STEINHEIL, SUCCESSEUR,
2, RUE CASIMIR-DELAVIGNE.

1884

A MON PÈRE ET A MA MÈRE

A MES SŒURS

A MES PARENTS

A MES AMIS

A MON PRÉSIDENT DE THÈSE

M. LE PROFESSEUR LE FORT.

Professeur de clinique chirurgicale à l'hôpital Necker.

A M. BÉCLARD

Doyen de la Faculté de médecine.

A M. LE PROFESSEUR GERMAIN SÉE

Professeur de clinique à l'Hôtel-Dieu.

A M. LE PROFESSEUR VERNEUIL

Professeur de clinique à la Pitié,

A M. LE PROFESSEUR VULPIAN

A M. LE PROFESSEUR TRÉLAT
Professeur de clinique à la Charité.

A M. LE PROFESSEUR DAMASCHINO

A M. LE DOCTEUR TH. GALLARD

A MM. LES RÉDACTEURS
DU JOURNAL DE MÉDECINE DE PARIS

A M. FARABEUF
Chef des travaux anatomiques.

A MM. BOUILLY, RECLUS, TERRILLON,

Agrégés de la Faculté de médecine

A TOUS MES MAITRES

ÉTUDE

SUR LES

LUXATIONS SCAPULO-HUMÉRALES

COMPLIQUÉES DE FRACTURE

DE LA PARTIE SUPÉRIEURE DE L'HUMÉRUS

TRAITEMENTS.

INTRODUCTION.

En 1851 deux méthodes se partageaient la thérapeutique des luxations compliquées de fracture au niveau et au-dessus du col chirurgical de l'humérus, lorsqu'au mois d'octobre 1852 M. Richet adressa à la Société de chirurgie son mémoire sur la *réduction immédiate* de ces luxations compliquées. M. Gosselin, rapporteur d'une commission chargée d'examiner ce mémoire, fit à ce propos un remarquable rapport qui fut suivi d'une discussion fameuse.

Le retentissement avait été grand au sein de la Société de chirurgie, et la méthode de la réduction immédiate par le refoulement ou par manipulations directes fut bientôt connue des chirurgiens.

Le mémoire de M. Richet n'était basé que sur un fait, un succès. Quelques mois plus tard, Malgaigne, qui avait pu réunir une dizaine de cas de luxations compliquées de fracture à la partie supérieure de l'humérus, fit paraître une étude pleine d'intérêt et d'enseignements (Journ. de chir, 1853, t. XIII). Ce sont là, croyons-nous, en dehors de quelques débats de la Société de chirurgie, les seuls travaux qui aient été faits en France sur ce sujet (1).

Cependant, de la chaire de médecine opératoire autour de laquelle les étudiants se réunissent, certains d'en rapporter d'utiles conseils, une remarquable leçon nous fut faite, cet hiver, par M. le professeur Le Fort sur ces luxations compliquées de fractures et nous inspira l'idée de faire de cette question le sujet de notre thèse inaugurale.

Nous ne nous faisons pas illusion; notre travail est bien incomplet, bien imparfait. Puisse, cependant, notre Président y trouver la preuve de nos efforts, et y lire le désir que nous avons eu de lui témoigner, par cet essai, notre reconnaissance de l'excellent enseignement que nous avons reçu de lui et de sa bienveillance.

Nous adressons aussi nos sincères remerciements à M. le professeur Trélat, à MM. Terrillon, Reclus et Bouilly qui se sont mis avec le plus grand empressement à notre disposition pour nous fournir quelques observations nouvelles.

(1) Nous devons toutefois citer une thèse de 1874 sur le Traitement des fractures de l'extrémité supérieure de l'humérus. Le Dr Renard rapporte que, dès cette époque, M. le professeur Le Fort avait réuni une soixantaine de cas de luxations compliquées de fracture à la partie supérieure de l'humérus.

QUESTION ET RECTIFICATION.

Avant d'entrer en matière, nous avons besoin de nous arrêter sur deux faits, dont l'un est assez délicat : il a trait à une observation de M. Champenois, aide-major ; l'autre est une rectification bibliographique. Tous deux se rapportent à notre sujet.

a. Question.

M. le Dr Champenois, aide-major de 1re classe, avait adressé à la Société de chirurgie plusieurs observations dont deux appartiennent au sujet que nous traitons. L'une de ces deux observations relatait un insuccès complet : pas de diagnostic fait et conséquences des plus fâcheuses pour le malade. Elle était suivie d'une seconde observation identique, en tant que lésion, mais rapportant un succès qui contraste singulièrement avec le mauvais résultat de celle-ci.

La Société de chirurgie avait nommé une commission composée de MM. Richet, Huguier et Verneuil, rapporteur, pour examiner les observations de M. Champenois.

Et M. Verneuil concluait en ces termes (p. 283, Bull. de la Soc. de chirurg. 1862) : « *Les 2 autres faits* m'arrêteront davantage, parce qu'ils ont rapport à une question qui a été souvent débattue parmi nous. Je fais allusion à la luxation de l'épaule compliquant la fracture de l'extrémité supérieure de l'humérus ; dans l'un de ces cas, la lésion fut méconnue, et surtout masquée par la malencontreuse application d'un appareil inamovible placé le jour même de l'accident et laissé jusqu'au 50e jour.

« A cette époque le diagnostic fut posé par M. Champenois; mais la consolidation était faite dans des rapports à jamais vicieux et qui sans doute ne laissent aucun espoir d'améliorer les fonctions très compromises du membre.

« Ce fait est bon à noter, car il démontre pour la millième fois les dangers de l'appareil inamovible appliqué sur-le-champ et supprimant cette surveillance si indispensable dans les premières phases du traitement des fractures.

« Dans l'autre observation, en revanche, le diagnostic bien posé, les indications bien saines, conduisirent à une thérapeutique rationnelle dont le prix fut une guérison complète, qui fait honneur aux lumières de M. Champenois » etc., etc.

Conclusions du Rapporteur :

1° Adresser une lettre de remerciements à l'auteur ;

2° *Renvoyer à nos bulletins les observations de fracture de l'humérus compliquées de luxations ;*

3° Déposer honorablement aux Archives le reste du manuscrit.

Suivent :

P. 284. — Obs. I, fracture du col de l'humérus ;

P. 286*. — Obs. II, fracture de l'humérus compliquée de luxation ; non-réduction de la tête de cet os ; mouvements très bornés;

P. 288*. — Obs. III, fracture du col de l'humérus compliquée de luxation sous-coracoïdienne de la tête de cet os ; réduction de la luxation ; consolidation de la fracture ; conservation de tous les mouvements.

Ces observations furent ensuite insérées dans la Gazette

des hôpitaux 1862, nº 72, page 288 ; et, depuis, elles ont été rapportées fidèlement par les auteurs qui se sont occupés des luxations compliquées de fracture à la partie supérieure de l'humérus, par Gurlt, cas 188, p. 729, et cas 189, p. 740 (1); par Thamhayn, Inaugural Diss., 1868, nº 6, p. 16, et nº 37, p. 24.

—Nous allions nous-mêmes les reproduire dans notre travail ; mais, en comparant nos observations, comme il était de notre devoir, nous fûmes frappé de l'analogie qui existe entre l'observation suivie de réduction immédiate de M. Champenois et l'observation de M. Richet, 1852. (Mémoires de la Société de chirurgie 1853, t. III, p. 445-468.)

L'analogie nous a paru telle que nous nous demandons : si, par l'observation III, imprimée dans les bulletins de la Société de chirurgie, année 1862, p. 288, M. Champenois a voulu nous faire connaître un succès qu'il aurait obtenu, ou s'il a seulement voulu, en rappelant l'observation de M. Richet qui était un succès, faire mieux ressortir l'erreur qu'il avait faite dans l'observation II imprimée aux mêmes bulletins (p. 286).

Les documents nous font défaut pour lever ce point d'interrogation et nous nous garderons de tout jugement.

Comme, d'autre part, il peut se faire que nous ayons mal vu, que nous nous soyons trompé, nous allons mettre en regard l'une de l'autre l'observation Richet et l'observation Champenois, et nos juges apprécieront si nos doutes sont fondés.

(1) Gurlt. Bruch des Oberarmbeines.

Richet, 1851.

(*Mémoires de la Société de chirurgie*, 1853, t. III, p. 445-468.)

Joseph Descamps, 68 ans, peintre en bâtiments. 8 septembre 1851.

Ivre, tombe en arrière pendant qu'il descendait un escalier rapide. L'épaule gauche vient heurter l'angle d'une marche supérieure.

Impossibilité de se servir de son bras.

Cet homme est d'une constitution sèche, ses membres sont amaigris et permettent une exploration facile.

L'épaule gauche est sensiblement déformée; il existe à la partie antérieure, en avant et un peu plus bas que l'acromion, une saillie anguleuse, au sommet de laquelle se voit une ecchymose profonde et transversalement dirigée; au dire du malade, ce serait le point qui aurait supporté tout l'effort de la chute.

Plus en arrière et au-dessous de l'acromion, existe une notable dépression, dans laquelle le doigt indicateur pénètre avec facilité, ce qui permet de constater que la tête de l'humérus a quitté la cavité glénoïdienne. Au-dessus de cet enfoncement, le bec de l'acromion fait une saillie très marquée, surtout si on la compare à celle du côté opposé.

Si on porte la main dans l'aisselle, on est tout d'abord arrêté par une corde dure, tendue du bord postérieur du creux axillaire au bord antérieur un peu oblique de bas en haut et d'arrière en avant, et que l'on reconnaît être formé par le tendon aplati du grand dorsal.

Plus en arrière et en dedans, on rencontre une autre saillie plus épaisse. Si l'on porte alors la main plus haut, au-dessus de ces sail-

Champenois.

(In extenso.)

(*Bulletin de la Soc. de chirurg*, 1862, t. III, p. 288.)

Un peintre de 68 ans,

étant ivre, tombe à la renverse dans un escalier, et l'épaule va heurter contre l'angle d'une marche.

L'usage du membre est impossible,

l'épaule sensiblement déformée,

en avant et un peu plus bas que l'acromion, une saillie anguleuse correspond à une ecchymose profonde et transversale; là, suivant le blessé, aurait porté tout l'effort.

Plus en arrière et au-dessous de l'acromion, l'indicateur pénètre dans une dépression notable et constate facilement que la tête a quitté la cavité.

La saillie de l'acromion est caractéristique.

Dans l'aisselle, le tendon du grand dorsal forme unecorde dure du bord postérieur à l'antérieur.

En arrière et en dedans, le grand rond produit une saillie plus épaisse.

lies jusque dans le sommet du creux axillaire, on rencontre une tumeur régulièrement arrondie, mobile, et qui paraît isolée, car on peut lui imprimer des mouvements presque en tout sens.

Soupçonnant alors que cette tumeur n'est autre que la tête humérale jetée hors de la cavité, j'imprime à l'extrémité inférieure de l'humérus des mouvements de rotation auxquels elle ne participe aucunement; je suis même fort surpris de ne déterminer par cette manœuvre aucune crépitation.

Les mouvements de rotation déterminent de très vives douleurs, et en appliquant la main sur la saillie anguleuse signalée précédemment à la partie antérieure de l'épaule, je reconnais que les mouvements de rotation imprimés à l'extrémité inférieure de l'humérus sont communiqués à cette saillie, ce qui me permet d'affirmer qu'elle est constituée par l'extrémité supérieure d'un fragment tenant au corps de l'humérus, extrémité irrégulière, à dentelures assez prononcées, dont quelques-unes sont incrustées dans les fibres du deltoïde, ce qui explique les douleurs auxquelles donnent lieu le mouvement rotatoire.

C'est seulement ici encore que je m'explique la présence de ces deux cordes dures et tendues à la base du creux axillaire, formées par les tendons du grand dorsal et du grand rond, entraînés avec leurs attaches à l'humérus, jusque vers la paroi antérieure de l'aisselle.

La mensuration pratiquée de l'acromion à l'épicondyle, nous donne 26 cent. 1/2 du côté malade et 29 du côté sain; le coude est porté en arrière et rapproché du tronc.

La clavicule, l'acromion, l'épine de l'omoplate, n'ont subi aucune solution de continuité.

Les mouvements d'abduction et

Au-dessus de ces saillies, vers le sommet du creux de l'aisselle, une tumeur irrégulièrement arrondie se meut isolément presque en tout sens,

mais sans participation aux mouvements de l'os qui ne donne lieu à aucune crépitation.

La saillie anguleuse, au contraire, fait corps avec la diaphyse.

De l'acromion à l'épicondyle, la mensuration donne 3 centimètres de raccourcissement.

Le coude est porté en arrière et rapproché du tronc.

L'abduction, l'élévation, sont imd'élévation sont impossibles, la flexion de l'avant-bras, sur le bras ne se fait qu'avec de très grandes difficultés.

Après cette exploration je n'hésite pas à prononcer que nous avons affaire à une fracture du col chipurgical de l'humérus, compliquée de luxation en avant de la tête de cet os.

Toutefois, comme la douleur détermine dans tous les muscles qui enveloppent le moignon de l'épaule une véritable contracture qui s'oppose à ce que je puisse mettre en rapport les deux fragments, je soumets le malade aux inhalations de chloroforme pour obtenir, si faire se peut, une résolution complète de l'action musculaire et achever l'examen.

Il m'est permis alors de constater avec la plus grande facilité et sans la moindre hésitation : 1° que la tête de l'humérus, sortie de sa cavité, est en effet luxée dans le sommet du creux axillaire où on la trouve sous la forme d'une tumeur irrégulièrement arrondie, très mobile et détachée du reste de l'os; 2° que l'extrémité supérieure du fragment inférieur du fragment de l'humérus est déplacée en avant sous le deltoïde qu'elle soulève ; 3° qu'il existe enfin un autre petit fragment complètement détaché de cet os, une esquille, en un mot, flottante, mais enchevêtrée dans des fibres du deltoïde et que la contracture de ce muscle m'avait empêché de reconnaître.

Le malade revint de l'anéantissement dans lequel il était plongé, avant qu'il me fût possible de faire de sérieuses tentatives pour réduire la luxation, mais je pus néanmoins dégager très facilement le fragment inférieur des fibres deltoïdiennes et constater alors la crépitation, ce qui n'avait pas été possible jusqu'alors, à cause de

possibles et la flexion de l'avant-bras difficile.

Le chloroforme permet de compléter le diagnostic en supprimant la contracture.

La tête est bien luxée dans le sommet du creux axillaire, séparée de la diaphyse et mobile sous l'apophyse coracoïde.

L'extrémité du fragment inférieur soulève le deltoïde.

Un autre petit fragment est implanté dans ce muscle.

La crépitation peut être obtenue.

l'éloignement des deux fragments.

Le lendemain 10 et le surlendemain 11 septembre, je laissai le malade en repos, mais je constatai que le fragment inférieur avait repris sa position à la partie antérieure de l'épaule qui se trouvait de nouveau soulevée par l'extrémité supérieure du fragment; le bandage, en effet, s'était relâché.

Le 12. Je soumets de nouveau le malade à l'inhalation du chloroforme, et profitant alors de la résolution complète dans laquelle il est tombé après une minute et quelques secondes, je saisis le bras et le ramenant en avant et en bas, je dégage plus facilement encore que la première fois l'extrémité supérieure, du fragment inférieur des fibres deltoïdiennes. Cela fait, j'abandonne le bras à un aide, en lui recommandant de se borner à le maintenir vis-à-vis de la cavité glénoïde et de n'exercer sur lui qu'une légère traction de manière à ne déchirer aucun des liens fibreux ou vasculaires qui peuvent encore l'unir au fragment supérieur et servir à la nutrition de ce dernier.

J'embrasse le moignon de l'épaule circulairement avec mes deux mains, les deux pouces appuyant sur la saillie acromiale, tandis qu'avec les quatre doigts de chaque main, portés jusqu'au sommet de l'aisselle, je cherche par des efforts ménagés à ramener la tête de dedans en dehors vers la cavité glénoïde. Malgré le peu de prise qu'offre le fragment, je le sens céder peu à peu et bientôt le malade étant toujours soigneusement maintenu dans une résolution complète. Je parviens à opérer la réduction qui se fait sans aucun bruit et plutôt insensiblement que brusquement, comme cela arrive dans les cas de réduction de luxation sans fracture. Je dois même ajouter que je ne fus

Après deux jours de détente

on renouvelle l'anesthésie jusqu'à résolution complète.

Un aide maintient le bras perpendiculaire à l'axe du tronc,

pendant que j'embrasse circulairement le moignon avec les deux mains, les pouces croisés sur l'acromion, les autres doigts plongeant au sommet de l'aisselle pour ramener en dehors la tête articulaire qui bientôt cède à mes efforts malgré le peu de prise.

pas obligé de déployer de très grands efforts, ce qui, je l'avoue, me surprit beaucoup, tant j'étais convaincu que j'allais rencontrer une très grande résistance. Les deux fragments dès lors se trouvèrent en contact et la régularité du moignon de l'épaule se trouva complètement rétablie.

La régularité du moignon s'est rétablie.

L'aisselle fut explorée de nouveau par tous les assistants, et lorsque nous fûmes tous bien assurés que la réduction et la coaptation étaient parfaites, je songeai, avant le réveil du malade, à appliquer un appareil de contention.

Cet appareil se composa d'un coussin axillaire fait avec de la charpie recouverte d'une compresse, lequel fut porté jusqu'au sommet de l'aisselle afin d'empêcher tout déplacement nouveau de ce côté. L'avant-bras fut fléchi sur le bras à angle aigu, et la main placée sur l'épaule saine, de telle sorte que, l'extrémité inférieure de l'humérus étant portée en avant l'extrémité supérieure du fragment fut portée en arrière en sens inverse de celui qu'il affectait primitivement. Dans cette position, le contact me paraissant aussi parfait que possible et bien assuré, je fixai les parties dans cet état à l'aide d'une bande qui laissa à découvert le moignon de l'épaule malade, ce qui devait permettre d'observer les accidents qui pourraient ultérieurement survenir de ce côté.

Un coussin est fixé dans l'aisselle.

l'avant-bras fléchi à angle aigu et la main retenue sur l'épaule saine.

Le contact entre les fragments paraît aussi convenable que possible et la bande contentive laisse le moignon tout à fait libre.

13 septembre. Malade a dormi. N'éprouve qu'un peu d'endolorissement dans l'épaule. A la palpation, constatation d'un épanchement de sang assez considérable dans l'articulation.

L'esquille est appréciable à la partie antérieure et externe de l'épaule.

Le 14 et jours suivants. Sommeil et appétit. Seulement le malade accuse de l'engourdissement dans le bras et l'avant-bras. Cependant rien qui annonce une lésion d'un des nerfs du membre.

4 octobre. Disparition de l'épanchement sanguin. Il ne reste qu'une teinte ecchymotique qui a envahi tout le bras et les parois antérieure et postérieure de la poitrine.

Le 21e jour, l'épanchement de sang avait disparu.

Suppression du bandage après m'être assuré que la réunion des fragments est déjà effectuée. Je craindrais en laissant plus longtemps le membre dans l'immobilité absolue à laquelle je l'avais condamné d'abord une ankylose complète de l'articulation. Je substitue au bandage la simple écharpe de Mayor, qui permet de très légers mouvements, suffisants pour empêcher l'ankylose, mais insuffisants pour rompre le cal commencé ou même le retarder.

Le 30. Suppression de tout bandage. Bain au malade. Le cal est solide, mais les mouvements (ainsi que je le redoutais) sont presque nuls dans l'articulation scapulo-humérale ; on voit que c'est à l'aide du glissement du scapulum sur le thorax que les mouvements s'opèrent. Je recommande toutefois au malade d'exercer son membre le plus qu'il lui sera possible.

Le 47e jour, à la levée de tout l'appareil, les mouvements étaient presque nuls dans l'articulation.

C'était le scapulum qui glissait sur le thorax.

24 novembre. Le malade est encore à l'hôpital où il attend un bandage pour une hernie crurale. Je suis fort étonné vraiment de trouver dans l'articulation scapulo-humérale, une véritable et très notable mobilité, ce qui me donne l'espérance qu'il en obtiendra bien davantage encore.

Au bout de 71 jours, la mobilité était déjà notable dans l'articulation.

L'esquille signalée reste toujours détachée et mobile, mais chaque fois qu'on l'agite le malade ressent une vive douleur. L'engourdissement de la main et de l'avant-bras a presque complètement disparu et ne paraît avoir été déterminé que par la pression des pièces d'appareil sous-axillaires.

La mensuration pratiquée de l'acromion à l'épicondyle du côté malade, donne 28 centimètres, c'est-à-dire 1 cent. 1/2 de plus qu'avant la réduction.

27 juin 1852. Le malade revient pour un cancer du gland.

L'examen de l'épaule nous surprend au dernier point. C'est à peine en effet si le malade conserve un peu de difficulté dans les mouvements. Ainsi, il porte facilement la main sur sa tête et exécute presque toutes les manœuvres qu'on lui commande sans éprouver, dit-il, la plus légère douleur. Pour son travail il ne s'aperçoit point que son membre le gêne. L'esquille signalée précédemment, a disparu ou du moins est confondue avec les fibres deltoïdiennes qui se sont développées par l'exercice, de telle sorte que le moignon de l'épaule, comparé à celui du côté opposé, a repris sa conformation tout-à-fait normale.

La mensuration pratiquée de l'acromion à l'épicondyle, ne donne qu'un centimètre de différence entre les deux côtés; c'est-à-dire qu'avec les chances d'erreur elle est nulle.

A la fin du septième mois, je revis le malade avec presque toute l'amplitude des mouvements primitifs.

b. Rectification

Gurlt, dans la partie de son ouvrage qu'il a consacrée aux luxations de l'humérus compliquées de fracture, dit en note au bas de la page 755 (1): « Malgaigne, qui, du reste, « est très affirmatif, rapporte que Bottentuit, dès l'an- « née 1777, a observé deux cas de luxations qui étaient « accompagnées de fracture très rapprochée de la cavité « articulaire et qu'il les a réduites. Mais, d'après des in-

(1) Gurlt : Bruch des Oberarmbeines.

« formations que nous avons recueillies, nous savons que « *Bottentuit a vu un seul cas* qui d'ailleurs n'est pas rap- « porté avec grand luxe de détails, etc.

« De même, en ce qui concerne les dates, il y a une « erreur, en ce que Malgaigne, dans son livre sur les « Luxations, p. 115 et 206, raconte les choses ainsi : De « Luxatione humeri, thèse Paris, 1778, comme si la thèse « avait paru en 1778, tandis que, d'après nos renseigne- « ments, la thèse a été faite 10 ans plus tard. »

Puis au bas de la page 754 se trouve cette autre note de Gurlt qui indique très probablement l'endroit où il a puisé ses renseignements : « Bottentuit, Diss. inaug. De capitis humeri luxatione et colli ejusdem fracturâ simultaneâ, Paris, 1788, und. C. W. Hufeland, Neueste Annalen, etc., Bd. I, 1791, S. 439. »

Nous allons essayer de rétablir les faits :

1° Pas une thèse n'a été soutenue en 1788, comme le dit Gurlt, portant le titre : De capitis humeri luxatione, etc., etc.

2° En 1778, une thèse a été soutenue : *De luxatione humeri*, ainsi que le rapporte Malgaigne.

Dans cette thèse, *présidée* par *Bottentuit* 2us le candidat Cezerac s'exprime ainsi, page 7 : « Si luxationem fractura comitetur, vel etiam hæc minimum ab articulo distat, semper nihilominus (3) tendanda luxati humeri reductio », et au renvoi (3) : « Felices propositæ methodi successus bis experientiâ comprobavit hujus actûs prœses *anno proximè elapso, adstantibus* celeb. *Deleurye et Dumont* peritissimis arte magistris. »

Ces deux cas de réduction rapportés par Cézerac ont été à tort attribués à Bottentuit et nous les rendrons à Deleurye et Dumont.

3° En 1786 une thèse présidée par Guyenot a été soutenue par le Dr Gallée (de Dinan) : « De capitis humeri luxatione et colli ejusdem fractura simultanea. » Et page 5, note (a), nous lisons : *Semel* tamen hunc casum in praxi reperit harum scholarum Moderator doctor *Bottentuit semelque curatio ei feliciter successit.* »

C'est là évidemment le cas auquel Gurlt fait allusion mais avec erreur de date : il est bien attribué à Bottentuit qui, sans doute, l'avait communiqué au candidat, le docteur Gallée, qui soutint sa thèse en 1786 et non en 1788.

DIVISION.

« Sur un point de pratique extrêmement délicat, disait Morel-Lavallée (thèse de concours, 1851), il importe de multiplier les faits qui seuls portent avec eux un enseignement utile. » Aussi avons-nous recherché avec soin toutes les observations qui ont été publiées en France et à l'étranger avant de nous mettre à l'œuvre. Nous avons pu en recueillir quatre-vingts.

L'exposé en sera long et pourtant nous avons regretté plus d'une fois, dans le cours de ce travail, de ne pas rencontrer plus de détails dans les observations que nous empruntons à la thèse du Dr Thamhayn (1), qui se contente le plus souvent d'indiquer la lésion et les résultats des tentatives de réduction, sans rien dire des signes qui ont permis au chirurgien d'établir son diagnostic. Cependant,

(1) Thamhayn. Inaug. Diss. Ueber die mit fractur des collum humeri complicirten Schulterluxationen, 1868.

nous devons faire exception en faveur de son observation de Volkmann (p. 34).

Cette observation, que nous reproduirons ainsi qu'une observation de Morton (de Pensylvanie) parue ces jours derniers, jointes à nos observations françaises et aux observations traduites des langues étrangères et éparses çà et là dans la littérature médicale, nous guideront seules dans ce travail. C'est en nous basant sur les données certaines qu'elles nous apportent que nous chercherons à établir des notions exactes sur les luxations avec fracture de l'humérus au voisinage de l'articulation, et que nous nous demanderons ce qu'il faut penser de la Réduction réputée impossible avant 1851, et jugée si simple et si infaillible depuis le procédé du refoulement.

Dans une 1re *partie*, nous rapporterons nos observations;

Dans une 2e *partie*, nous étudierons :

§ 1. Ce qu'il faut entendre par luxation avec fracture de la partie supérieure de l'humérus ;

§ 2. L'étiologie ;

§ 3. Le mécanisme ;

§ 4. La symptomatologie ;

§ 5. Le diagnostic ;

§ 6. Les complications ;

§ 7. La marche, la durée et le pronostic des luxations compliquées de fracture à la partie supérieure de l'humérus.

Dans une 3e *partie*, nous exposerons les divers traitements et rechercherons les résultats qu'ils ont fournis.

Dans une 4e *partie* nous verrons s'il y a lieu d'extraire la tête luxée et fracturée au col anatomique.

Dans une 5e *partie*, enfin, nous présenterons nos *conclusions.*

PREMIÈRE PARTIE

OBSERVATIONS.

Voici l'ordre dans lequel nous rangerons nos observations :

A. — Pièces anatomiques.

B. — Observations dans lesquelles la *Réduction immédiate* a été suivie de succès, par le procédé du Refoulement employé seul ou aidé d'une très légère extension. (*Succès.*)

C. — Observations dans lesquelles la *Réduction immédiate a été obtenue* par les *procédés ordinaires*, seuls ou aidés du Refoulement. (*Succès.*)

D. — Observations dans lesquelles la *Réduction immédiate* par le Refoulement a échoué. (*Insuccès.*)

E. — Observations dans lesquelles la *Réduction a échoué* par les *procédés ordinaires*, employés seuls ou aidés du Refoulement, — et observations dans lesquelles la lésion *a été abandonnée à elle-même.* (*Insuccès.*)

F. — Observations dans lesquelles des tractions violentes ont amené des accidents mortels.

G. — Observation dans laquelle un appareil inamovible a été appliqué, sans que le diagnostic ait été fait. (*Insuccès.*)

H. — Observations dans lesquelles la *Réduction* a été obtenue *après la consolidation*. (*Succès.*)

J. — Observations dans lesquelles la réduction *a échoué après la consolidation* de la fracture. — Rupture du cal. (*Insuccès.*)

K. — Observations dans lesquelles on a employé la méthode de Riberi, ou *des mouvements communiqués*, sans avoir essayé la réduction, ou après échec dans les tentatives de réduction.

L. — Observation dans laquelle le chirurgien a extrait la tête luxée et fracturée. (*Succès??*)

A. Pièces anatomiques de luxations avec fracture du col anatomique ou du col chirurgical.

1. Anger (Benjamin) (1) :

Dans la pièce reproduite pl. XXII, l'union de la tête humérale avec son col était intime ; il y avait une cavité néocotylaire complète, et cependant l'ancienne cavité glénoïde ne paraissait pas avoir perdu de ses dimensions en largeur ni en hauteur.

Pièce retrouvée dans le cimetière des hôpitaux de Nantes. (Collection de l'École de médecine de Nantes.) (Anger, Benj. Iconographie chirurgic., p. 85.)

(1) Nous indiquerons toujours nos sources à la suite de chaque observation.

2. Cooper (Astley) :

La tête reposait dans l'aisselle sur le muscle sous-scapulaire et la côte de l'omoplate, au-dessous et en dedans de l'apophyse coracoïde ; elle était entourée d'une capsule de formation nouvelle et réunie par une petite languette osseuse au corps de l'humérus. L'humérus était appliqué sur la cavité glénoïde avec laquelle il était uni par une pseudarthrose fibreuse ; d'ailleurs nulle autre lésion, à part la rupture du long tendon du biceps. (Malgaigne. Lux., t. II, p. 548.)

3. Cooper (Astley) :

La tête placée derrière l'apophyse coracoïde était fermement réunie à la face interne de l'omoplate. Aucun tendon n'avait subi de rupture ; le trochiter était hypertrophié et l'humérus était retenu par l'ancienne capsule sur la cavité glénoïde à laquelle il était uni par une substance fibreuse. (Malgaigne. Lux. c., t. II, p. 548.)

4. Huguier :

Lorsque j'étais prosecteur, j'ai eu occasion d'examiner une pièce analogue à celle dont nous parlait M. Lenoir (53) (1). C'était chez une femme âgée, atteinte de squirrhe du sein. Au premier abord, je crus que l'engorgement qui existait dans l'aisselle était consécutif ; mais en continuant la dissection, je constatai que la tête de l'humérus était séparée de l'os et placée entre le sous-scapulaire et le grand dentelé ; elle adhérait à l'os et se trouvait à nu dans le creux de l'aisselle. Comme il n'y avait pas d'ankylose, il est probable que la malade se servait de son membre. Nul doute que la vitalité n'ait été conservée dans la tête de l'humérus puisqu'elle adhérait. (Bulletin de la Société de chirurgie, 13 octobre 1852.)

5. Malgaigne :

Luxation avec fracture du col chirurgical de l'humérus chez un sujet qui succomba presque immédiatement à d'autres lésions.

La tête, divisée elle-même en deux portions, avait sa portion principale luxée au-dessous et en dedans de l'apophyse coracoïde, l'autre portion appuyant encore sur le rebord glénoïdien. Les quatre muscles des tubérosités avaient gardé leurs attaches. L'apophyse coracoïde était brisée et il y avait un épanchement de sang considérable dans le tissu cellulaire de l'aisselle. (Malgaigne. L. c., t. II, p. 555.)

(1) Voir n° 53, cas de Lenoir.

6. Musée du Collège Royal des chirurgiens d'Irlande, E. b. 913:

Homme d'un âge avancé. La diagnostic a été fait d'après la pièce anatomique : luxation avec fracture du col anatomique de l'humérus.

Sur la préparation, la tête de l'humérus se trouvait tout à fait en dehors de la cavité articulaire au-dessous et en dedans de l'apophyse coracoïde et formait avec la diaphyse un angle aigu. On pouvait à peine apercevoir la tête par derrière, parce qu'elle était recouverte de membranes de nouvelle formation. Un cal irrégulier en recouvrait toute la partie antérieure et supérieure. En outre on trouvait sur la diaphyse les traces d'une seconde fracture. La cavité glénoïde était en partie occupée par la grosse tubérosité. (Thamhayn, n° 33.)

7. Musée du Collège Royal des chirurgiens d'Angleterre, n° 875:

Luxation sub-coracoïdienne avec fracture du col chirurgical de l'humérus.

La réduction n'a pas été faite. Dans la pièce anatomique, le fragment inférieur était fixé presque immobile dans la cavité articulaire. (Thamhayn, n° 52.)

8. Musée du Collège Royal des chirurgiens d'Angleterre, n° 876 :

Luxation sous-coracoïdienne avec fracture du col chirurgical de l'humérus.

La réduction n'a pas été faite. L'extrémité supérieure de la diaphyse était retenue adhérente dans la cavité articulaire par une couche assez épaisse de substance fibreuse et ligamenteuse. La tête de l'humérus était recouverte d'une substance analogue; elle était fixée aux parties voisines. (Thamhayn, n° 53.)

9. Musée de l'hôpital Saint-Bartholomew, de Londres. Série III, sous série C, n° 103 :

Luxation sous-coracoïdienne avec fracture du col chirurgical de l'humérus. Sous l'apophyse coracoïde on trouve une tumeur osseuse autour de laquelle s'était formée une nouvelle cavité articulaire. La fracture était réunie au moyen d'une matière fibro-cartilagineuse. (Thamhay n nº 36.)

10. Musée de l'hôpital Saint-Thomas, de Londres. B. 9:

Luxation sub-coracoïdienne avec fracture du col anatomique de l'humérus.

La tête de l'humérus était soudée, au col de l'omoplate et à la pointe de l'apophyse coracoïde, et à l'endroit de la fracture il s'était formé une fausse articulation. (Thamhayn, nº 32.)

11. Riberi :

M. Riberi trouva, il y a environ vingt ans, sur le cadavre d'un homme de 60 ans, les lésions suivantes : bras gauche ayant perdu un tiers de son volume, un peu raccourci ; sous la clavicule une petite tumeur dure et anguleuse dans le creux de l'aisselle, un affaissement peu marqué au-dessous de l'acromion, le coude un peu écarté du tronc, l'avant-bras raide dans la flexion sur le bras ; une traction l'amenait à la demi-flexion en tendant le biceps ; les mouvements imprimés au bras se communiquaient à la tumeur sous-claviculaire, mais ces mouvements de l'épaule étaient très limités. La dissection fit découvrir : 1º que la tête de l'humérus atrophiée, aplatie, était appuyée contre la seconde et la troisième côte, sous la partie moyenne de la clavicule, contre le bord sternal de l'apophyse coracoïde ; 2º que la cavité glénoïde privée de son cartilage était remplie par une matière fibreuse organisée ; 3º l'extrémité du fragment inférieur, placée au-dessous de la cavité glénoïde, sur le haut du bord axillaire du scapulum, était unie à angle obtus avec la tête de l'os par l'intermédiaire d'un cal informe ; 4º un enduit ostéo-cartilagineux couvrait la cavité où la tête était logée ; cette cavité était configurée de manière à ne permettre que des mouvements très circonscrits ; 5º une nouvelle capsule à parois encroûtées çà et là de matière osseuse entourait et assujettissait ces parties ; 6º après avoir scié la tête de l'humérus, selon sa longueur, on reconnut que la fracture avait porté sur le col chirurgical, de manière que la grosse tubérosité faisait partie du fragment supérieur. (Gazette médicale, 5 août 1843.)

12. Smith (R. W) :

Pièce provenant d'une femme de 40 ans, qui était tombée avec force sur l'épaule longtemps avant de mourir et sur laquelle on constata une luxation de l'humérus avec fracture du col chirurgical de l'os. (Thamhayn, nº 34.)

13. Smith (R. W) :

Luxation axillaire avec fracture du col chirurgical de l'humérus.

Les fragments s'étaient réunis non sans une difformité assez considérable. Une nouvelle articulation s'était formée à la partie inférieure de l'omoplate. (Thamhayn, nº 61.)

14. Travers à Amesbury, 1823 :

Luxation axillaire avec fracture du col.

Ce cas, datant de deux mois, fut montré par Travers à Amesbury. La tête était logée dans l'aisselle, les deux tubérosités arrachées et tirées dans des directions opposées, et l'os raccourci d'autant était remonté jusqu'au contact de l'acromion. Il n'y avait nulle trace d'un travail réparateur. (Malgaigne. L. c., t. II, p. 546.)

La description des pièces anatomiques provenant des cas d'Houzelot, de Lallemand, de Lenoir, de Lucas, Senior, sera faite, nºˢ (51), (52), (53), (54), à la suite des observations des malades.

Nous avons omis de classer, parmi nos observations, deux pièces anatomiques du musée Dupuytren, portant les nºˢ 729 et 729 b. Comme il nous serait très difficile de démarquer toutes nos observations en intercalant chacune à sa place ces 2 pièces, nous nous contenterons d'en donner la description d'après Houel. (Catalogue des pièces du musée Dupuytren, année 1878, t. III.)

Nº 729. — Articulation scapulo-humérale gauche. Luxation intra coracoïdienne ancienne.

La tête humérale a été fracturée en dedans du col anatomique, obliquement de haut en bas et d'avant en arrière, le fragment ainsi détaché est luxé en dedans et fixé à la partie interne de l'apophyse coracoïde. Il existe donc à la fois sur cette pièce une fracture intra-capsulaire de la tête humérale et luxation intra-coracoïdienne de la portion osseuse détachée. La portion de la tête luxée adhère intimement par sa surface de fracture, au moyen d'éléments fibreux, à l'apophyse coracoïde. La portion d'épiphyse restée adhérente à la diaphyse a été maintenue en rapport avec la cavité glénoïde qui est conservée par des brides fibreuses qui réunissent en bas et en arrière cette portion de l'humérus à l'omoplate. Les deux tubérosités humérales sont déformées ainsi que le corps de l'humérus.

N° 729 *b*. Articulation scapulo-humérale gauche. Luxation intra-coracoïdienne ancienne.

Sur cette pièce, qui est en assez mauvais état de conservation, on constate qu'il existe une fracture du col chirurgical de l'humérus. Le fragment supérieur, qui représente la tête humérale profondément déformée, aplatie latéralement, est soudé à la diaphyse humérale. La cavité glénoïde a été fracturée à sa partie interne; aussi elle est notablement rétrécie; à la face interne du col du scapulum existe un plateau osseux, assez large et épais, à la surface duquel s'observe une surface lisse articulaire, à bords rugueux irréguliers. La portion osseuse, qui représente les débris de la tête, s'articulait avec cette partie aplatie éburnée et paraissait glisser à sa surface dans les différents mouvements que pouvait encore exécuter l'épaule. (Professeur Malgaigne.)

B. Observations dans lesquelles la réduction immédiate a été suivie de succès par le refoulement employé seul ou aidé d'une très légère extension.

15. Bottentuit:

Le Dr Gallée, de Dinan, dans sa thèse inaugurale de 1786 : *De Capitis humeri luxatione et colli ejusdem fractura simultaneâ*, dit, p. 5, que Bottentuit eut occasion de voir un de ces cas et d'en obtenir la guérison (semelque curatio ei feliciter successit). (Voir à l'Introduction, p. 20.)

16. M. Bouilly, agrégé de la Faculté de médecine de Paris. (Inédite) :

H..., âgé de 48 ans, fit une chute d'un arbre le 23 avril 1884; il fut conduit de suite à l'hôpital Baujon ; mais le gonflement ne permit pas de faire le diagnostic.

On appliqua des compresses résolutives, et deux jours après, le malade ayant été chloroformisé, on constata : 1° une luxation de l'épaule avec fracture du col anatomique, 2° une fracture des deux os de l'avant-bras du même côté.

Huit jours après l'accident, M. Bouilly procéda à la réduction par le refoulement et, comme le malade n'était pas anesthésié, on pratiqua l'extension continue avec l'appareil d'Hennequin. La réduction s'opéra très facilement.

Le malade est parti pour l'asile de Vincennes, le 22 avril, parfaitement guéri de sa luxation et de ses fractures. Mais nous n'avons pu le retrouver et ne savons rien sur les mouvements du bras.

17. Champenois, 1862. (Voir à l'introduction, p. 12) :

18-19. Deleurye et Dumont :

Le Dr Cezerac, dans sa thèse inaugurale (1778), présidée par Bottentuit, thèse intitulée *De Luxatione humeri*, rapporte en note (3), page 7, que Deleurye et Dumont ont vu, en 1777, deux cas dans lesquels la luxation compliquée de fracture très rapprochée de l'articulation fut réduite immédiatement. (Voir à l'Introduction, p. 19.)

20. Dunn (R.), de Londres (Smith et Erichsen) 1862 :

Luxation sub-coracoïdienne avec fracture du col anatomique, par suite d'une chute pendant une attaque d'épilepsie.

Le patient, 19 ans, épileptique, s'était déjà luxé deux fois, six ou sept semaines auparavant, pendant des attaques épileptiques. Le diagnostic a été fait par Smith et Erichsen, d'après la crépitation et la douleur.

Le Dr Thamhayn (thèse inaug. 1868) ajoute que Streubel a émis des doutes sur l'existence de la fracture.

Le patient fut endormi avec le chloroforme et la réduction fut obtenue au moyen de manipulations exercées sur la tête luxée. Le bras devint après consolidation et guérison aussi libre et aussi fort qu'auparavant. (Thambayn. Thèse cit., n° 1.)

21. Hamilton (Frank-H.) :

Luxation avec fracture de l'humérus.

La réduction a été obtenue huit jours après l'accident. (Thamhayn ne dit ni où siégeait la fracture de l'humérus ni les moyens qui ont été employés pour réduire la luxation.) (Thamhayn. Th. cit., n° 11.)

22. Hart (Ernest) :

Homme de 90 ans, suivant Gurlt, de 80 ans, d'après Thamhayn.

Luxation sub-glénoïdienne avec fracture du col chirurgical de l'humérus produites par une chute de voiture. Le patient a été vu par le chirurgien immédiatement après l'accident, et la réduction a été obtenue à l'aide de manipulations. Préalablement le patient avait été chloroformisé.

Après deux mois environ, d'après Gurlt, la guérison eut lieu avec un peu de faiblesse du bras. (Thamhayn, nº 12. — Gurlt, L. c., nº 187.)

23. Houghton, de Dudley, 1844 :

Un homme de 53 ans, petit et maigre, tomba sur l'épaule droite et se présenta le lendemain à M. Houghton ; la tuméfaction ne permit pas d'établir le diagnostic.

Résolutifs pendant dix jours. L'engorgement étant dissipé, on constate qu'en regardant le membre en arrière, la pointe du coude droit descend un pouce et demi plus bas que le gauche ; il existe en dehors une notable dépression à la surface du bras, à deux pouces environ au-dessus de l'insertion deltoïdienne ; la rondeur de l'épaule n'est que peu diminuée ; un creux s'observe au-dessous de l'acromion qui est proéminent. La cavité, qui à l'état naturel existe entre l'apophyse coracoïde et le milieu de la clavicule, est remplie par la tête de l'humérus qu'on sent distinctement aussi en portant le doigt dans l'aisselle. La tubérosité que cette tête forme normalement sous l'acromion a disparu ; et à trois ou quatre pouces au-dessous de l'acromion, on voit une saillie considérable qui se porte directement en avant.

L'humérus peut être élevé presque à angle droit sur le tronc, sans beaucoup de douleurs. Pendant ce mouvement, on sent une crépitation très distincte ; on peut rapprocher le bras du côté et le porter en avant et en arrière.

Le dixième jour de l'accident, le malade est assis sur un tabouret ; M. Houghton se place derrière lui, le genou solidement fixé contre l'épaule du malade (le pied du chirurgien appuyant sur le tabouret). Avec une serviette pliée mise en travers de l'aiselle il fit une extension en bas et en arrière, la serviette, par conséquent, pressant directement sur la tête de l'os. Un aide, placé devant le malade, dirigeait l'application de la serviette, et de ses mains aidait à l'extension. La tête de l'humérus rentra à sa place au bout de cinq minutes. Le chirurgien et l'aide sentirent distinctement cette réduction, sans avoir entendu aucun bruit. On appliqua des attelles et un bandage.

Vingt-cinq jours plus tard, on enleva le bandage ; l'union paraissait solide. L'humérus faisait un peu de saillie en avant, au niveau de la fracture. On imprima alors des mouvements à l'articulation, et l'on gagna ainsi beaucoup en six semaines. Il pouvait manger, s'habiller sans aide et porter la main à la tête. Il voulut absolument sortir et fut depuis perdu de vue. (Morel-Lavallée. Thèse de concours 1851, p. 15.)

24. Lotterer, 1859:

Luxation axillaire avec fracture du col chirurgical par suite d'une chute. Homme de 70 ans. La réduction qui fut assez facile fut obtenue à l'aide de manipulations directes et immédiatement après l'accident. Un coussin fut appliqué dans l'aisselle.

Six semaines après le malade n'avait pas encore de mouvements complets. (Thamhayn, nº 16.)

25. Ravaton:

Luxation avec fracture du col chirurgical de l'humérus. Soldat. La réduction fut obtenue, et quarante-cinq jours après ce militaire dut rejoindre son régiment. L'observation ne dit pas quel était alors l'état du malade. (Malgaigne, Lux., t. II, p. 556.)

26. M. le Dr Reclus, Agrégé de la Faculté de médecine de Paris. (Inédite):

Je passai dans la rue avec M. le Dr Ferréol. Sous nos yeux un homme heurté par une voiture vint tomber l'épaule contre l'angle du trottoir. Le coup avait été violent et déjà le gonflement envahissait la région. Néanmoins je fis sans difficulté le diagnostic de luxation sous-coracoïdienne avec fracture du col chirurgical de l'humérus, et séance tenante la réduction fut opérée avec la plus grande facilité. Les pouces placés sur l'acromion afin de fixer l'omoplate, je me disposais à refouler la tête de dedans en dehors jusque dans la cavité glénoïde avec l'extrémité des doigts introduits dans l'aisselle. Mais la tête de l'humérus suivant d'elle-même le léger mouvement de traction ou pour mieux dire d'élévation, opéré sur la diaphyse par M. le Dr Ferréol, rentra dans sa cavité. (Depuis lors le malade n'a pas été revu par M. le Dr Reclus.)

27. Richet. (Voir à notre introduction, p. 12) :

28. Richet:

Le malade était tombé sur le bord d'un trottoir et s'était fait une luxation sous-coracoïdienne compliquée de fracture du col chirurgical de l'humérus. On le conduisit aussitôt à l'hôpital Saint-Antoine. M. Richet eut recours dès le premier jour à son procédé de réduction, mais il échoua complètement. Le lendemain il recommença la tentative d'une manière un peu différente et il eut la satisfaction de voir la tête se déplacer d'abord légèrement, puis un peu plus et enfin rentrer dans sa cavité.

Le bras fut fixé dans un bandage inamovible et la guérison s'effectua parfaitement. (Bulletins de la Société de chirurgie, 1857-58, t. VIII, p. 521).

29. Ritter (Bernhardt), de Rottenburgh, 1841 :

Homme de 60 ans. Luxation sub-coracoïdienne avec fracture du col anatomique causées par une chute. Le bras fut tiré horizontalement par un aide et la tête placée derrière le grand pectoral fut refoulée avec les doigts et rentra dans l'articulation, immédiatement après l'accident.

Par l'indocilité du malade, la luxation se reproduisit de nouveau deux fois le deuxième et le sixième jour. La réduction fut, chaque fois, opérée facilement. Un appareil inamovible fut appliqué et le patient guérit avec la conservation des mouvements. (Thamhayn, nº 2. Gurlt, l. c., nº 164.)

30. Spence (Edinburgh):

Femme de 53 ans. Fracture du col avec luxation de la tête dans l'aisselle.

La réduction a été des plus simples ; la tête est rentrée spontanément au moment où l'on a pris le bras. (Gurlt, l. c., nº 190.)

31. Streubel:

Luxation avec fracture du col chirurgical de l'humérus. Garçon âgé de 11 ans. Il fut impossible d'opérer la réduction immédiatement après l'accident ; mais on y parvint quelques jours après au moyen de manipulations et en pratiquant une très légère extension, le patient ayant été préalablement soumis aux inhalations de chloroforme. Après trente jours, la fracture était consolidée et le patient avait déjà recouvré un certain usage de son membre. (Thamhayn, nº 19.)

32. M. Terrillon, Agrégé de la Faculté de médecine. (Inédite) :

Marie A..., 70 ans. Admise à la Salpêtrière. Bonne santé. A eu il y a trente ou quarante ans une affection du coude, d'une durée fort longue et indéterminée, probablement une tumeur blanche. Déformation assez considérable. Ankylose complète (côté droit).

Le (pas de date), au réveil, elle tombe de son lit, sur le côté droit. L'épaule correspondante surtout est intéressée par le traumatisme. Douleur vive. Impossibilité de remuer le bras.

Cette malade, d'une maigreur extrême, est examinée peu de temps après l'accident.

Traces d'une contusion sur le moignon de l'épaule. Infiltration sanguine légère à la région deltoïdienne.

L'épaule est déformée, aplatie. L'acromion semble faire saillie, surplombe une dépression que le doigt apprécie mieux encore.

Saillie arrondie sous l'apophyse coracoïde. Suit les mouvements de rotation imprimés au coude. Grosse crépitation.

Le coude est écarté du tronc et ne peut être ramené en adduction.

Les doigts, introduits dans la cavité de l'aisselle, sentent la tête humérale.

En l'explorant, on constate une saillie rugueuse transversalement dirigée par rapport au grand axe de l'os. La minceur des tissus permet d'apprécier exactement ce détail. Immédiatement au-dessous, légère dépression.

Douleur très vive à la pression.

L'exploration de la face externe de l'humérus ne donne pas des signes aussi nets. On constate cependant une douleur bien localisée au niveau du col huméral.

Réduction : Pendant qu'un aide immobilise le tronc, qu'un autre fait l'extension sur le bras, les doigts du chirurgien, recourbés en crochet, vont coiffer la tête humérale et lui impriment un mouvement de propulsion en dehors.

La première tentative ramène la tête dans sa cavité, en même temps qu'on voit disparaître la déformation due à la fracture.

Le membre est immobilisé dans une écharpe de Mayor.

La consolidation s'établit et au bout de trente à quarante jours le bandage est enlevé.

33. M. le Professeur Trélat (Inédite) :

Jeune homme de 15 ans, vigoureux et bien constitué. Chute de cheval déterminée par un arrêt brusque de la bête devant un obstacle. Le cavalier est lancé sur le côté. Je le vois quelques heures après la chute.

Le médecin qui lui avait donné les premiers soins fort peu de temps après l'accident affirme que la tête humérale était facile à sentir au-dessous et en dedans de l'apophyse coracoïde. Il fit alors tout seul quelues essais de réduction dont l'un détermina un brusque changement de conformation des parties. La tête semblait avoir disparu ; mais on sentait toujours à sa place une éminence irrégulière et assez volumineuse.

Lorsque je vis le jeune malade, tout le moignon de l'épaule était gonflé et endolori et, après examen attentif, nous pûmes établir que la clavicule n'était pas fracturée, que la tête humérale se sentait à sa place normale dans la profondeur du creux de l'aisselle, qu'elle n'était donc pas luxée, mais nous ne pûmes nous prononcer sûrement sur le siège de la fracture et nous restâmes dans l'incertitude entre une fracture du col de l'omoplate et une fracture du col chirurgical de l'humérus.

Cette incertitude ne put être levée qu'au bout d'une semaine. A cette époque le gonflement avait diminué, et, avant de placer un appareil plâtré qui fut conservé jusqu'à la guérison, nous pûmes nous assurer qu'il existait en réalité une fracture du col chirurgical de l'os du bras.

Il est donc extrêmement probable que le jeune malade avait eu à la fois une luxation de l'humérus et une fracture de l'os, que la luxation avait été réduite très facilement par impulsion directe et que nous n'avons constaté que la fracture.

Au reste, après l'achèvement de la guérison l'examen des diverses parties était devenu facile par l'amaigrissement et l'absence de tout gonflement ; on pouvait alors sentir très bien la saillie que le fragment inférieur dessinait à la partie antérieure du moignon de l'épaule.

Il convient d'ajouter que, malgré cette irégularité de forme qu'aucun moyen ne permettait d'éviter, irrégularité d'ailleurs sensible au doigt mais presque invisible à l'œil, le jeune malade, 8 jours après l'ablation de l'appareil, pouvait déjà soulever son bras à l'horizontale, en avant et de côté et obliquement en arrière, ce qui permettait d'espérer un retour à peu près complet aux fonctions normales.

34. Volkmann (trad. de l'allemand) :

M. A. Rorka, âgé de 47 ans, tombe, le soir du 19 septembre 1867, d'une berge de 5 pieds de hauteur, et son épaule vient heurter le sol très violemment. Toutefois ces indications ne paraissent pas très exactes, car plus tard il se forma une ecchymose sur toute la face interne du bras depuis l'épaule jusqu'à l'articulation du coude ; en outre le patient prétend qu'elle ne provient que des efforts vigoureux employés pour la réduction et de la pression exercée par les bandages et l'écharpe qui ont été appliqués. On ne peut déduire de là avec certitude le mécanisme de la luxation; et on doit se demander si la lésion a été produite par force directe (chute sur l'épaule) ou par le mouvement de levier (chute contre la partie interne du bras levé en l'air).

Après la lésion le patient ressentit de vives douleurs dans le voisinage de l'articulation de l'épaule gauche et était incapable de lever le bras. Un médecin appelé près de lui, diagnostiqua une luxation de l'humérus et s'efforça de la réduire. Malgré une forte traction, le bras étant relevé, il n'y arriva pas. Plusieurs médecins des environs continuèrent, par de fortes tractions à essayer la réduction avec et sans moufles. Ce fut en vain.

Des bruits significatifs de crépitation sourde qui se faisaient entendre pendant ces mouvements répétés de l'extrémité luxée faisaient croire aux médecins que sans doute un morceau des bords de la cavité glénoïde avait été brisé.

Le 20 septembre au soir, le patient fut conduit au professeur Volkmann. La luxation de l'épaule gauche est reconnue à première vue en même temps qu'une fracture du col chirurgical de l'humérus.

La tête détachée est couchée à plat dans le creux de l'aisselle tout près de la peau. (Luxation axillaire sous-glénoïdienne.)

Le voisinage de l'épaule est peu gonflé surtout la région deltoïdienne et l'on ne s'explique guère que la chute ait eu lieu sur l'épaule. Si l'on essaye de faire pénétrer le doigt à travers le deltoïde déprimé au-dessous de l'acromion, l'on sent la cavité glénoïde vide.

Le bras pend le long du thorax, mais peut cependant, moyennant de fortes douleurs, être légèrement remué. On peut assez facilement le porter en avant et en arrière et même le lever un peu. Dans ce dernier mouvement l'on sent, si surtout l'on tire vers soi le bras en le saisissant près du coude, une très forte crépitation. Dans tous ces mouvements la tête de l'humérus, qui est couchée à plat entre le grand dorsal et le grand pectoral, n'en suit aucun. Au contraire, l'humérus étant maintenu ferme, on peut la déplacer quelque peu de haut en bas, en avant et en arrière, sans que le mouvement soit transmis à l'humérus.

La tête de l'humérus est couchée dans le sens horizontal du creux de l'aisselle ; la partie articulaire est dirigée en dedans et la surface de la fracture du col presque directement vers le dehors, la tête s'est donc probablement brisée et détachée au moment de la luxation, le bras étant evé.

Si l'on tâte l'humérus, durant l'anesthésie (chloroforme), tout près de l'épaule et si on le tire vers l'extérieur, on réussit à démasquer tellement vers l'extérieur l'extrémité diaphysaire fracturée, que l'on sent sous l'acromion, à travers le deltoïde le bord tranchant de la fracture sur une largeur de près de deux doigts.

Si l'on regarde le malade par derrière, le bras étant appliqué le long du thorax et l'articulation du coude étant à angle droit, l'humérus gauche paraît avoir un raccourcissement sensible. Il est de trois quarts de pouce au moins. Constatons en même temps la persistance de la tête dans l'aisselle. M. le professeur Volkmann diagnostiqua de suite, d'après le raccourcissement, la complication de fracture et de luxation avant même qu'il eût constaté la crépitation.

Le lendemain, par conséquent trente-six heures après l'accident, on tenta la réduction.

Le malade fut chloroformisé jusqu'à complète résolution musculaire ; puis le bras fut élevé à angle droit et maintenu dans cette position par un assistant, sans le secours d'aucun bandage.

Ensuite le professeur Volkmann chercha à pénétrer dans le fond de l'aisselle et à saisir la tête et à la refouler en dehors. Au second essai qu'il fit la tête sauta à sa place; la force déployée avait été très modérée.

On appliqua un bandage amidonné avec trois attelles recouvertes de colle qui s'étendirent jusque sous l'articulation du coude ; on y joignit des coussins de Desault. Après l'application du bandage le raccourcissement n'est pas complètement détruit.

Quinze jours après le patient fut envoyé à Berlin et là fut traité à la clinique de Langenbeck.

Le reste du traitement appartient au Dr Schmidt et au patient.

Quelques temps après, à la clinique de Berlin, on appliqua au patient un bandage plâtré qui fut enlevé le 27 octobre. La fracture paraissait en bon état et bien consolidée. La tête était dans son état normal. On imprima des mouvements avec précaution, le bras cependant remuait avec peine.

Au commencement de l'année 1869, M. E. Korka écrivit au professeur Volkmann que le mouvement de l'épaule s'était pour ainsi dire rétabli, qu'il pouvait lever librement le bras au-dessus de l'angle droit et qu'il pouvait placer la main gauche sur l'épaule droite. Seulement le mouvement en arrière occasionnait des douleurs. (Thamhayn, thèse citée, page 12.)

35. Watson (New-York), 1854 :

Homme de 51 ans. Luxation axillaire avec fracture du col chirurgical de l'humérus produites par un coup de volant de machine à vapeur. Dès le lendemain de l'accident le patient fut anesthésié avec l'éther et la réduction fut obtenue au moyen de manipulations aidées d'extension et de contre-extension. (Thamhayn, n° 22.)

C. Observations dans lesquelles la réduction immédiate a été obtenue par les procédés ordinaires seuls ou aidés du refoulement (succès).

36. Erichsen (John-E.) :

Homme (sans indication d'âge ni de profession). Luxation axillaire avec fracture comminutive de l'humérus.

La réduction n'a pas été possible immédiatement après l'accident; mais tentée de nouveau quelques jours après, elle a parfaitement réussi. Le chirurgien avait pris la précaution d'entourer le bras d'attelles et avait pratiqué l'extension. En outre le malade avait été préalablement endormi avec le chloroforme. (Thamhayn, n° 9.)

37. Marjolin :

Réduction d'une luxation de l'épaule datant de plusieurs jours et compliquée de fracture de la partie supérieure de l'humérus.

Ce malade, âgé de 37 ans, fut pris subitement de vertige et tomba. Lorsqu'il reprit ses sens, il sentit une vive douleur dans l'épaule droite; son bras était gêné dans ses mouvements; il y avait impossibilité de porter la main à la tête et de rapprocher le coude du corps.

Cet homme dit avoir consulté plusieurs médecins des environs d'Amiens, mais qu'aucun n'avait pu le soulager. La douleur augmentait et son bras enflait, il se décida à venir à Paris. A l'hôpital, l'interne reconnut une luxation sous-coracoïdienne et fit quelques tentatives de réduction sans succès.

Le lendemain, M. Marjolin le vit; l'épaule était douloureuse, tuméfiée; il n'était pas possible de méconnaître l'existence d'une luxation; ce ne fut qu'au bout de trois jours qu'il procéda à la réduction, huit jours après que l'accident était arrivé. L'ancien procédé fut mis en usage. Dans une première tentative, la réduction ne fut pas opérée; la tête de l'humérus fut déplacée. A la seconde tentative on entendit le bruit de la tête rentrant dans la cavité glénoïde; en effet, l'humérus occupait sa place; mais, malgré la réduction, le malade ne pouvait pas bien se servir de son bras; les mouvements d'élévation étaient à peine possibles et le deltoïde était tellement aplati que quelques personnes crurent que la luxation n'était pas réduite. On pouvait se convaincre du contraire : 1° la tête de l'humérus n'était plus dans le creux de l'aisselle ; 2° elle occupait sa place normale et on pouvait lui imprimer des mouvements de rotation. Mais en même temps qu'on imprimait divers mouvements à l'humérus, on percevait une crépitation parfois sensible à l'ouïe, crépitation déterminée par des fragments osseux. Il y avait donc une fracture, laquelle? La tête de l'humérus avait-elle été séparée en totalité du corps de l'os? M. Marjolin ne le crut point. Son avis fut qu'il y avait un écrasement d'une portion de la tête de l'humérus et que cet écrasement pouvait s'étendre au rebord de la cavité glénoïde. Chassaignac examina le malade plusieurs jours après et pensa qu'il y avait fracture longitudinale de la partie supérieure de l'humérus.

Aujourd'hui il y a ankylose de l'articulation scapulo-humérale et bien que la luxation soit réduite, l'articulation scapulo-humérale n'a pas sa forme habituelle, ce qui fait croire que la luxation n'est pas complètement réduite. (Bulletin de la Société de chirurgie. Paris, 1852-53, t. III, 14 juillet 1852, p. 17.)

D. Observations dans lesquelles la réduction immédiate par le refoulement a échoué.

38. Cock (E.) et Poland :

Homme de 42 ans : luxation avec fracture du col chirurgical de l'humérus, à la suite d'une chute.

Immédiatement après l'accident le malade fut chloroformisé et la réduction fut tentée par les manipulations. Elle fut obtenue, mais sitôt l'anesthésie suspendue, la luxation se reproduisit ; on fit une autre tentative et finalement la réduction ne put être maintenue. Par suite du gonflement de la région on dut abandonner tout essai de réduction. Le fragment inférieur était appliqué contre la cavité articulaire. Le bras était de 2 centimètres plus court et totalement sans mouvement. Plus tard le patient recouvra un peu l'usage de son bras. (Thamhayn n° 39.)

39. Demarquay-Oulmont :

Demarquay a été appelé il y a quelques mois par M. Oulmont pour réduire une luxation de l'épaule avec fracture du col chirurgical. Les tentatives de réduction qu'il a faites ont été infructueuses. Il n'a pas eu recours au chloroforme à cause de l'âge avancé de la malade. Celle-ci est restée infirme. (Bulletin de la Société de chirurgie 1857-58, t. VIII, 2 juin 1858.)

40. Dermarquay (Betbèze, interne) :

Fracture du col anatomique de l'humérus, avec luxation de la tête sous l'apophyse caracoïde. Femme âgée de 38 ans, bien constituée, déformation notable du bras, et perte partielle des mouvements du bras.

Le 22 juin dernier la malade est heurtée par une voiture qui la renverse. C'est à la partie supérieure du bras que le moyeu d'une voiture a frappé et c'est sur le coude que, dans la chute, a porté tout l'effort.

Il en résulte : au coude une ecchymose qui a persisté plusieurs jours, mais sans complication d'accident sur ce point.

A l'épaule, tous les symptômes d'une contusion violente, douleur, gonflement, qui, en persistant plus de huit jours, ont empêché de reconnaître tout d'abord les symptômes de la lésion. Cependant on constatait, dès les premiers moments, la possibilité des mouvements que l'on communiquait à l'humérus resté pendant le long du corps, à l'exception du mouvement d'élévation qu'on expliqua par le gonflement et les douleurs de la contusion.

Les premiers accidents disparus, et après avoir constaté la présence de la tête humérale sous l'apophyse coracoïde, le médecin tenta la réduction de cette luxation devenue évidente. Les tractions ne firent qu'augmenter les souffrances et le bras resta quinze jours en écharpe sans que l'état du membre en fût amélioré.

Trois semaines après l'accident une seconde tentative vaine... C'est alors que le malade entra, le 20 juillet, à la Maison de santé.

A premier examen la présence de la tête de l'humérus au-dessous de l'apophyse caracoïde, la saillie de l'acromion, l'aplatissement du moignon de l'épaule, la déformation de cette dernière, la perte partielle des mouvements du membre, tous les symptômes enfin d'une luxation ancienne font qu'on s'arrête à ce diagnostic et que l'on songe à l'emploi des moufles. L'action de ces dernières et surtout le sommeil anesthésique, en facilitant l'examen de l'épaule, ne tardèrent pas à démontrer l'existence d'une fracture du col anatomique de l'humérus venant compliquer la luxation.

Un effort de 150 kilog. fut produit par les moufles sans changement sensible au niveau de la tête luxée. La réduction reconnue impossible, M. Demarquay, profitant de l'anesthésie constate :

D'abord existence au sommet de l'aisselle et au-dessous de l'apophyse coracoïde d'un corps plus ou moins arrondi qui paraît isolé, dur au toucher, mais d'une mobilité sous les doigts peu étendue ; c'est la tête de l'humérus ; si l'on porte la main au niveau de la cavité glénoïde, on sent un vide complet et l'on constate un aplatissement du deltoïde et une saillie de l'acromion. Cette saillie osseuse bien reconnue en portant les doigts immédiatement au-dessous, on trouve un léger vide où l'on peut déjà sentir l'extrémité supérieure de l'humérus, c'est-à-dire la grosse tubérosité de cet os. Si on imprime au bras des mouvements, cette extrémité osseuse est parfaitement sentie à la mobilité qui lui est transmise.

Si, pendant qu'on tient la tête avec les doigts dans le fond de l'aisselle, on réitère les mêmes mouvements, on la trouve à peu près immobile, ne subissant pas les déplacements que l'humérus tend à lui imprimer. Il y a donc luxation de la tête humérale avec fracture du col anatomique.

M. Demarquay renonça à réduire cette luxation, et après consolidation de la fracture chercha par des mouvements à créer autour de la tête luxée une nouvelle cavité. (Gaz. des hôpitaux 1866, p. 398.)

41. Fischer (C.), (1858) :

Charpentier, âgé de 50 ans. Luxation sous-coracoïdienne avec fracture du col chirurgical de l'humérus. Le patient présentait en outre une fracture oblique de la partie inférieure de l'humérus. Il fut impossible de réduire la luxation immédiatement après l'accident. De nouvelles tentatives furent faites au moyen des manipulations directes sur la tête qui n'aboutirent pas davange. Le malade n'avait pas été endormi. Dix semaines plus tard la fracture était consolidée et le membre avait des mouvements limités. (Thamhayn, n° 46; Gurlt, l. c. n° 184.)

42. Richet (1858) :

Luxation compliquée de fracture du col chirurgical de l'humérus; la blessure datait de treize jours.

On avait déjà fait de nombreuses tentatives lorsque M. Richet fut appelé. La tête humérale était sous la clavicule en dedans de l'apophyse coracoïde. Le blessé fut chloroformisé jusqu'au relâchement le plus complet, et néanmoins les efforts vigoureux faits par M. Richet et par ses aides n'eurent aucun résultat. Cet homme est resté estropié. (Bul. de la Soc. de chirurgie 1857-58, t. VIII, p. 521.)

43. Robert et Huguier, 1858:

Luxation de la tête de l'humérus compliquée de fracture du col de cet os. Un homme a été renversé sous une voiture. La roue a passé presque transversalement sur la poitrine et sur le moignon de l'épaule.

L'acromion est fracturé à sa base. L'humérus est fracturé à la partie la plus supérieure du col chirurgical; la tête séparée du corps a été chassée de sa cavité. On la sent très bien dans le creux de l'aisselle. Il y a donc à la fois fracture et luxation.

M. Robert a recours au procédé de M. Richet à la faveur du relâchement musculaire produit par l'anesthésie. Pendant que les aides faisaient l'extension du bras, le chirurgien, recourbant ses doigts en forme de crochets, a exercé dans l'aisselle sur la tête de l'humérus une pression méthodique, continue et vigoureuse. Lorsque M. Robert a été fatigué, M. Huguier, puis diverses personnes du service ont successivement et inutilement essayé de faire rentrer la tête humérale dans sa cavité. Cette tête n'a pas même subi le plus petit déplacement. (Bul. de la Soc. de chirurg. 1857-58, 2 juin 1858, p. 521.)

44. Dr Bergrath et Weber C.-O.:

Luxation sub-claviculaire avec fracture du col chirurgical de l'humérus et avec plaie.

Jacob Thomas, âgé de 20 ans, avait été jeté par terre et traîné par un cheval, 2 octobre 1848.

Immédiatement après l'accident il fut fait plusieurs tentatives de réduction, en élevant le bras jusqu'à l'horizontale. Ces tentatives échouèrent. L'extrémité supérieure de la diaphyse se faisait jour à travers la peau de l'aisselle.

La tête était fixée sous l'apophyse coracoïde, et l'on ne pouvait plus la déloger. Quelques fistules s'établirent par lesquelles on retira plus tard quelques esquilles.

En 1852 le patient vint à la clinique de Weber.

Comme la tête humérale et la diaphyse se trouvaient toujours sous la clavicule et le grand pectoral, on enleva la tête et les fistules se tarirent.

Les mouvements du bras, à l'exception du mouvement d'élévation, se sont rétablis. (Thamhayn, n° 65.)

E. Observations dans lesquelles la réduction a échoué par les procédés ordinaires employés seuls ou aidés du refoulement, et observations dans lesquelles la lésion a été abandonnée à elle-même.

45. Charry:

Homme de 42 ans : luxation avec fracture du col chirurgical de l'humérus à la suite d'une chute de voiture. Le chirurgien qui a vu le patient immédiatement après l'accident l'a anesthésié avec le chloroforme et a opéré des tractions; mais la réduction n'a pas été obtenue. (Union médicale, 22 novembre et 16 décembre 1851.)

46. Dupuytren :

Luxation avec fracture du col chirurgical de l'humérus. Tonnelier, âgé de 43 ans. Chute. Tractions par un médecin de village.

Après 20 jours de repos la malade s'aperçoit que son bras est déformé présente un excès de longueur et que les mouvements sont douloureux. Il n'a réclamé de secours que 55 jours après l'accident.

La longueur du bras gauche présente un pouce d'excédant sur le bras droit ; les mouvements en avant et en arrière sont bornés et médiocrement douloureux ; quoique le membre soit parallèle au thorax, il est impossible de l'y appliquer sans exciter une douleur très aiguë à la partie supérieure et antérieure de l'épaule.

Les mouvements d'abduction sont aussi peu étendus et très douloureux.

Le moignon présente un aplatissement très sensible.

L'acromion est saillant ; l'œil et surtout la main font reconnaître sans peine la direction extraordinaire de l'humérus. Au lieu d'aller se terminer sous la voûte acromiale il se porte en dedans et va s'unir au fragment supérieur formant avec l'extrémité inférieure de ce dernier un angle saillant dans le creux de l'aisselle. C'est immédiatement au-dessous de l'extrémité acromiale de la clavicule que se trouve la tête de l'humérus. Elle y fait un relief remarquable en soulevant le bord deltoïdien du grand pectoral.

Lorsqu'avec le pouce on exerce une légère pression sur cette éminence on imprime un mouvement à la totalité du bras.

Le premier jour l'interne fit quelques tentatives de réductions en vain. Dupuytren abandonna tout espoir de réduction quoique le cal eût probablement acquis toute sa solidité. (Lancette française, t. III, n° 1, p. 2.)

47. Heale (James-Newton), 1835 :

Agriculteur âgé de 60 ans : luxation avec fracture du col anatomique de l'humérus.

On essaya vainement de réduire le lendemain de l'accident. Après quelques semaines de mouvements communiqués le patient recouvra un certain usage de son membre. Cet homme mourut 15 mois après.

L'autopsie confirma le diagnostic. La longue portion du biceps était déchirée. La tête était réunie avec la diaphyse par une petite jetée osseuse et suivait tous les mouvements de l'humérus. (Thomhayn, n° 25.)

48 et 49. Fergusson :

Fergusson cite 2 cas de luxation avec fracture du col chirurgical de l'humérus, dans lesquels la réduction n'a pu être obtenue. Dans ces 2 cas il s'était formé ensuite une fausse articulation entre le fragment inférieur et la cavité articulaire. L'on pouvait très bien sentir la tête qui n'obéissait pas aux mouvements de la partie inférieure du bras. (Thamhayn, nos 44 et 45.)

50. Hingeston (1839) :

Un vieillard de 63 ans, s'était luxé et cassé l'humérus en faisant une chute dans laquelle le bras étendu eut à supporter le poids du corps. On abandonna la luxation et on plaça le membre dans la flexion. Le ventre du biceps perdit beaucoup de son volume, de sa longueur et toute son action. Au bout de cinq mois, la fracture était consolidée par un cal fibreux. Le malade mourut d'adynamie. Au niveau du col anatomique, l'humérus était divisé en six fragments, réunis par des jetées moitié osseuses, moitié fibreuses.

L'ouverture de la capsule était complètement fermée. Le tendon de la longue portion du biceps séparée de son attache supérieure et de sa coulisse était solidement fixé à la substance du cal. (Morel-Lavallée. Thèse de concours, 1851, p. 12.)

51. Houzelot (1808) :

Six jours s'étaient écoulés depuis l'accident lorsqu'on s'aperçoit d'un engorgement inflammatoire au moignon de l'épaule. L'intumescence profonde ne permettait pas de distinguer l'état des parties dures sous-jacentes. On pouvait néanmoins manier la partie affectée fort commodément. Le malade succomba vers le douzième jour.

L'épaule engorgée fut disséquée; le tissu cellulaire sous-cutané, intermusculaire, les muscles eux-mêmes étaient parsemés d'ecchymoses; en même temps une injection des vaisseaux capillaires, une infiltration séro-sanguinolente et quelques foyers purulents.

La capsule étant ouverte, on vit que la tête de l'humérus manquait à son extrémité supérieure et qu'elle en avait été séparée par une fracture suivant la ligne qui circonscrit la surface articulaire elle-même. La capsule articulaire était remplie d'une grande quantité de synovie et de sérosité mêlées à du sang moitié liquide moitié coagulé. Après avoir nettoyé l'articulation, on vit à nu la surface articulaire de l'omoplate ecchymosée, mais nullement fracturée. On découvrit aussi une grande rupture de la paroi postérieure ou externe de la capsule.

Le fragment supérieur était tout entier hors de la capsule articulaire; son bord se montrait seulement à travers l'ouverture ; il était appuyé sur la fosse sous-épineuse par toute la surface qui provenait de la solution de continuité ; sa surface articulaire était dirigée en arrière et recouverte par le muscle sous-épineux. Le grand fragment de la fracture répondait à la surface articulaire de l'omoplate par la surface résultant la solution de continuité ; il portait les insertions des muscles sus-épineux, sous-épineux, sous-scapulaire et grand rond; le tendon scapulaire du muscle biceps avait conservé ses rapports naturels ; l'extrémité de l'humérus ne gardait que des rapports vagues avec l'omoplate. (Delpech, Chir. clin. de Montpellier, t. I, p. 233, pl. XV et pièce anatomique déposée au musée du Val-de-Grâce, n° 563.)

52. Lallemand (1827) :

Pierre Claveirolis, 86 ans, d'une maigreur extrême, tomba de son habitation, grenier élevé de 12 à 15 pieds, la veille de son entrée à l'Hôtel-Dieu Saint-Eloi (6 janvier 1825).

Quelques lignes au-dessous de la clavicule existe un corps dur, arrondi, que l'on reconnaît pour la tête de l'humérus. La cavité glénoïde est vide. La luxation du bras droit est évidente. Il n'y a pas d'ailleurs de douleur vive, même quand on imprime des mouvements aux parties affectées ; l'interne, M. Serre, fit aussitôt des tentatives de réduction; il crut entendre de la crépitation.

On se borna alors à un traitement antiphlogistique et à soutenir le bras dans une écharpe. Le lendemain Lallemand constate l'existence d'une fracture du col de l'humérus et d'une luxation tout à la fois.

La tête de l'humérus était placée sous l'extrémité scapulaire de la clavicule et séparée des téguments en avant par les muscles pectoraux, en bas (aisselle), par l'artère et les nerfs brachiaux. La crépitation n'était sensible que quand on abaissait l'humérus par une extension modérée. On place un coussin dans le creux de l'aisselle, et l'on rapproche le bras du tronc, mais les douleurs vives forcent à supprimer le coussin dès le jour suivant.

Cinq ou six jours après, l'on découvre une plaie de tête.

8 février. Erysipèle à la face et à la peau du crâne, le malade succombe trente-huit jours après la chute.

Examen du cadavre.

AUTOPSIE. — 1° *Bras.* — A partir du creux de l'aisselle et le long de la partie interne du bras et de l'avant-bras jusque près du poignet, ecchymose large et profonde; on trouve la tête l'humérus séparée du reste de l'os, placée au-dessous de la clavicule, vis-à-vis du bord supérieur du petit pectoral et derrière le grand; elle est aussi comprise entre quelquelques fibres éraillées du grand dentelé et environnée par les nerfs et les vaisseaux axillaires qu'elle a entraînés et déplacés en bas et en devant. L'artère et le nerf circonflexes entourent aussi cette partie; ils ne sont pas altérés. On voit sur la tête une fausse membrane qui commençait à prendre l'aspect d'une synoviale. La synoviale est déchirée dans une grande étendue; les débris de la capsule sont en partie adhérents à la cavité glénoïde.

Le tendon du biceps conserve ses rapports jusqu'à la coulisse bicipitale; plus haut il est rompu; la partie qui s'attache au bord de la cavité glénoïde est distante du reste de trois à quatre lignes. La tête de l'humérus n'est pas seule séparée du reste de l'os; deux autres fragments sont constitués: l'un par la partie de la grosse tubérosité qui donne attache au sus-épineux; l'autre par celle à laquelle se fixe le sous-épineux et le petit rond. La petite tubérosité est restée adhérente au corps de l'humérus, dont l'extrémité tronquée obliquement au-dessus de l'insertion du grand pectoral et du grand dorsal est remontée à une grande hauteur.

2° *Poitrine.* — Les deuxième, troisième, quatrième et cinquième côtes droites sont fracturées; la troisième est fracturée en deux points; vis-à-vis des endroits fracturés on constate des adhérences récentes de la plèvre. Poumons sains d'ailleurs. (Éphémérides cliniques de Montpellier, 1827, t. IV, p. 378.)

53. Lenoir (1851):

Lenoir présente à la Société une pièce anatomique: articulation scapulo-humérale présentant une fracture chirurgicale de l'os, une fracture du col anatomique de ce même os, une luxation en avant de la tête humérale et une fausse ankylose de la cavité glénoïde de l'omoplate avec le fragment inférieur de l'humérus.

Le sujet, vieille femme, 83 ans, pourvue d'assez d'embonpoint est tombée de sa hauteur sur le sol, son coude gauche écarté du tronc.

Un médecin, après l'accident, exerça des manœuvres de réduction, très douloureuses et accompagnées de craquements; la malade entra le lendemain à l'hôpital Necker.

On constata une tuméfaction notable de la partie supérieure du bras gauche avec ecchymose assez étendue de sa partie interne, un raccourcissement de deux centimètres, le membre étant mesuré de l'acromion à l'épicondyle, et enfin une crépitation rude et multiple pendant les mouvements de rotation et d'élévation du bras.

Vu le grand âge de la malade et les douleurs qu'elle éprouvait on ne chercha pas à préciser davantage le siège de la lésion. On diagnostiqua une fracture du col chirurgical de l'humérus et on appliqua des résolutifs sur l'épaule, et quelques jours après un appareil approprié à l'espèce de fracture qu'elle portait. Cet appareil fut maintenu pendant près de trois mois et renouvelé de temps à autre. La consolidation de la fractnre parut achevée ; la malade pouvait très légèrement mouvoir son bras d'avant en arrière ; mais elle mourut d'accidents cérébraux.

Autopsie. — 1° Fracture du col anatomique de l'humérus. Le fragment supérieur est exclusivement formé par la tête humérale recouverte par son cartilage. Il tient encore au pourtour de la cavité glénoïde par une petite portion de la capsule articulaire qui s'insère dans l'étendue de quelques millimètres sur la rainure qui sépare cette tête de la grosse tubérosité.

2° Luxation de la tête de l'humérus. Le fragment supérieur de la fracture est venu se placer sur la troisième côte après avoir éprouvé un mouvement de bascule sur lui-même ; par suite, sa face articulaire regarde directement en avant. Dans ce point, il est recouvert par le plexus brachial et l'artère de ce nom qu'il soulève. Cette tête est maintenue dans cette position par une portion de la capsule articulaire qui lui adhère encore et sur laquelle la surface inégale résultant de la fracture repose et peut même glisser.

3° Fracture du col chirurgical du même os. Quoique les fragments soient consolidés, on voit qu'elle passe au-dessous des deux tubérosités humérales, et la réduction n'est pas tellement exacte que la coulisse bicipitale de l'os ne se trouve déviée de sa direction habituelle.

4° Enfin il existe entre la cavité glénoïde et la surface fracturée de l'humérus des adhérences courtes et assez larges qui unissent ces parties l'une à l'autre, mais qui cependant permettent encore de légers mouvements de glissement. (Bull. de la Soc. de chir., 1851-52, t. II, 11 juin 1851, p. 160, et musée Dupuytren, pièce anatomique n° 729a au t. III du catalogue de Houel, 1878, p. 139.)

54. Lucas Senior — Ast. Cooper (1839) :

Luxation de l'humérus en avant, sous le muscle grand pectoral ; fracture du col de l'humérus. M. John Blackburn fit une chute de cheval et se luxa l'épaule en avant. M. Lucas, chirurgien de l'hôpital de Guy, exerça une extension très énergique. Cinq semaines après, M. B... vint à Londres, son épaule offrait encore tous les signes de la luxation. Depuis, je l'ai vu souvent; l'épaule avait conservé les mêmes apparences, le malade pouvait faire agir son bras et sa main dans toute les directions, excepté en haut; mais il ne pouvait élever le bras de manière à le rendre parallèle à l'axe du corps. Du reste, peu de douleurs ou de gêne. Il mourut en juin 1824.

Autopsie. — Deltoïde, grand rond et coraco-brachial n'avaient subi aucune altération; le sus-épineux était atrophié, ainsi que le petit rond, qui avait perdu beaucoup de sa couleur naturelle. Le sous-épineux était dans un état de tension; le præ-scapulair eétait atrophié et devenu arrondi par la saillie de la tête de l'humérus à la surface cartilagineuse de laquelle il était adhérent. Le ligament capsulaire était déchiré au-dessous du muscle præ-scapulaire, partout ailleurs, il était intact.

La tête de l'humérus avait été portée en avant sur le côté interne de l'apophyse coracoïde, et s'était soudée avec le scapulum par une matière osseuse; mais dans la partie sur laquelle était le præscapulaire, la tête avait conservé son cartilage.

Le col de l'humérus était fracturé et s'était recouvert de productions fibreuses: mais les parties n'étaient maintenues rapprochées que par la capsule de l'articulation, et il s'était formé une articulation nouvelle et qui permettait des mouvements étendus et multipliés.

Le bord externe de la cavité glénoïde existait dans toute son intégrité. La surface de la cavité glénoïde était comblée par des granulations de matière fibreuse. La grosse tubérosité de la tête de l'humérus avait acquis un volume considérable, et le tendon du biceps passait au travers de l'os. Les tubérosités étaient restées sur le fragment supérieur.

Ce cas offre un exemple de fracture du col de l'humérus, dans l'intérieur du ligament capsulaire, avec union par substance fibreuse. (Astley Cooper, obs. 108, traduction de Chassaignac et Richelot.)

55. Malgaigne :

X..., homme de 45 ans, tomba de son lit sur l'épaule gauche. Vive douleur. Un médecin appelé reconnut une luxation et fit faire des extensions par trois aides, puis recommanda de garder le lit, l'avant-bras fléchi. Le membre ne reprit pas les mouvements et le malade vint me consulter onze mois après l'accident.

Le moignon de l'épaule était aplati; mais en plongeant les doigts sous l'acromion, on était bientôt arrêté par une saillie osseuse qui recouvrait la cavité glénoïde et qui faisait suite évidemment au corps de l'humérus. En arrière à 15 millimètres au-dessous de l'angle postérieur de l'acromion, on sentait une autre saillie demi-sphérique, d'environ 5 centimètres de diamètre, qui semblait appliquée par sa base sur le rebord glénoïdien, immobile d'ailleurs et comme soudée à l'omoplate dont elle suivait tous les mouvements, c'était évidemment la tête humérale. La diaphyse était aussi presque soudée à la cavité glénoïde ; cependant on pouvait l'écarter quelque peu en dehors du bord axillaire de l'omoplate ; et ce mouvement partagé par son extrémité supérieure qui occupait la cavité glénoïde ne l'était nullement par la tête luxée en arrière. Tout autre mouvement était impossible, ou ne s'exécutait que par l'omoplate ou la clavicule. Le bras était raccourci de 15 millimètres, le coude à peine écarté du tronc, sans rotation aucune. J'essayai de rappeler quelque mobilité entre l'humérus et l'omoplate, mais sans grand résultat. (Malgaigne. L. c., t. II, p. 548-549.)

56. Thoman :

Homme de 50 ans, luxation avec fracture du col chirurgical de l'humérus déterminées par une chute.

Le médecin qui lui donna les premiers soins n'avait vu que la luxation, et avait tenté la réduction peu de temps après l'accident.

La réduction n'a pu être obtenue. Thamhayn ne dit pas quel procédé on a mis en usage dans les tentatives de réduction. (Thamhayn, n° 62.)

57. Weber (C.-O.) :

Luxation sous-glénoïdienne avec fracture du col chirurgical de l'humérus, à la suite d'un coup violent porté par une roue en mouvement.

Bernhardt Z..., charpentier, âgé de 15 ans, se présenta trois mois après l'accident à la clinique de Weber. Le patient, depuis l'accident, s'était encore servi de son bras pour travailler. Les fragments n'étaient pas réunis.

La tête de l'humérus, malgré sa position élevée, se laissa replacer, mais la réduction ne se maintint pas. On abandonna donc les tentatives en ce sens et l'on se borna à fixer l'épaule et le bras dans un appareil. Par ce moyen, la fracture se consolida un peu. Mais le malade quitta la clinique et n'a pas été revu depuis. (Thamhayn, n° 66.)

58. Williams (Charles) :

Luxation axillaire avec fracture du col chirurgical de l'humérus, par suite d'une chute de voiture.

Homme de 48 ans. On essaya vainement de réduire la luxation immédiatement après l'accident. Et, ne pouvant y réussir, le chirurgien introduisit la partie supérieure de la diaphyse dans la cavité glénoïde pour y former une fausse articulation.

Après deux mois écoulés, le bras pouvait déjà faire quelques mouvements. (Thamhayn, n° 67.)

F. Observations dans lesquelles des tractions violentes ont amené des accidents mortels.

59. Langenbeck:

Matelot, âgé de 17 ans, luxation sub-coracoïdienne avec fracture du col anatomique de l'humérus et arrachement de la grosse tubérosité par suite d'une chute contre le bord d'un navire. La réduction a été essayée d'abord en Angleterre, trois semaines après l'accident. Le malade ayant été endormi avec le chloroforme on fit huit fois des essais de réduction avec tractions.

Huit semaines après l'accident le malade entra dans la clinique de Langenbeck, à Berlin, qui, après avoir donné le chloroforme, essaya trois fois la réduction par des tractions avec l'appareil de Schneider. Il obtint enfin la réduction, mais celle-ci ne se maintint pas.

L'épaule s'enflamma et le patient mourut dix-sept jours après son entrée dans la clinique de Langenbeck, à Berlin. On constata la fracture à l'autopsie. (Thamhayn, n° 24.)

60. Chirurgien de Manchester (1852):

Homme de 58 ans. Luxation avec fracture comminutive du col anatomique et du col chirurgical. Le diagnostic n'avait pas été fait du vivant du malade, on avait méconnu la fracture. La tête de l'humérus placée dernière le grand pectoral avait fait croire à une simple luxation que le chirurgien essaya vainement de réduire.

Le patient mourut sept jours après l'accident. (Thamhayn, n° 30.)

61. Manzini:

Luxation de l'extrémité supérieure de l'humérus; fracture du col anatomique et du col chirurgical de cet os ; fracture comminutive de l'apophyse coracoïde. Chez un homme âgé de 57 ans, hémiplégique.

21 juillet 1840. L'infirmier vit l'épaule gauche du malade gonflée et présentant une vaste ecchymose. M. Demagny, chirurgien constata d'une part l'ecchymose et le gonflement de l'épaule qui s'étendait à la région

sous-claviculaire ; de plus de la crépitation à la partie antérieure et supérieure du moignon appréciable par la pression avec les doigts.

Pasquier admit l'existence d'une fracture du col chirurgical de l'humérus.

Le lendemain, outre les symptômes de cette fracture, M. Gimelle constata ceux d'une luxation interne de la tête humérale, que l'extension pratiquée par quatre aides ne put réduire. Se livrant seul à un dernier effort, Pasquier entendit un craquement ; l'os fut déplacé et sembla avoir repris ses rapports normaux.

Malgré un appareil contentif, le déplacement de l'humérus s'était reproduit le lendemain.

Cependant M. Pasquier qui, avant de procéder à la réduction de la luxation de l'humérus, avait cru reconnaître que cet os n'offrait aucune solution de continuité, revint alors à son premier diagnostic.

A partir de ce moment, le gonflement rendait le diagnostic de plus en plus difficile. Aussi fut-il différemment porté par les personnes qui examinèrent successivement le malade.

MM. Robert et J. Guyot constatèrent un raccourcissement du bras de huit lignes environ et diagnostiquèrent, le premier, une fracture du col chirurgical de l'humérus, le second, une luxation de cet os avec décollement de la calotte articulaire.

Quelques jours après, Pasquier me (Manzini) fit voir le malade. Le raccourcissement du bras gauche constaté par MM. Robert et Guyot subsistait ; l'avant-bras était au quart fléchi sur le bras, et celui-ci très rapproché du tronc, excepté dans son tiers inférieur où il en était éloigné de quelques pouces.

Le coude ne pouvait être rapproché du tronc jusqu'au contact; les mouvements actifs étaient abolis; mais il était possible d'imposer au bras des mouvements assez étendus qui s'accompagnaient d'une sensation de crépitation profonde, sourde, bien distincte de celle qu'on rencontrait à la partie supérieure et antérieure du moignon ; cette dernière était souscutanée et existait sur une surface non osseuse, mais à laquelle correspondait un grand nombre d'aspérités très dures. Les mouvements de rotation imprimés à l'humérus ne passaient pas par le centre de la cavité glénoïde, ni l'axe du bras qui offrait une courbe à concavité externe. Le moignon de l'épaule était déformé, on observait une saillie osseuse représentée par l'acromion, et au-dessous une dépression peu sensible, par suite du gonflement.

Au-dessous de l'extrémité externe de la clavicule était une tumeur osseuse arrondie, peu mobile ; au-dessous, on sentait l'extrémité supérieure de l'humérus fracturé.

Je pensai qu'il existait simultanément une luxation et une fracture de l'extrémité supérieure de l'humérus.

29 février. Je revis le malade avec Malgaigne; son état s'était de beaucoup aggravé ; un vaste abcès s'était formé à l'épaule, communiquant indubitablement avec la cavité glénoïde et enveloppant les fragments osseux.

L'abcès fut ponctionné avec le trocart et rendit seize palettes (48 onces) de pus.

Le malade tomba dans le coma et mourut au bout de trois jours, le 15 mars.

Autopsie. — La tête de l'humérus est séparée de l'os au niveau du col anatomique. Elle est située au-dessous de la clavicule vers son milieu et repose en partie par sa surface fracturée sur les digitations du muscle grand dentelé; une autre partie repose sur l'extrémité supérieure du fragment inférieur.

L'apophyse coracoïde est fracturée très comminutivement; ses fragments ont contracté des adhérences avec l'extrémité externe de la clavicule. Les attaches des muscles coraco-brachial et petit pectoral avaient suivi ces fragments.

La tête de l'humérus était totalement coiffée par le muscle grand pectoral et recouverte en partie en dedans par les attaches du petit pectoral et du coraco-brachial; elle ne conservait qu'une seule adhérence avec la capsule articulaire, au moyen de laquelle néanmoins la nutrition avait pu s'accomplir assez bien pour qu'il en résultât un travail osseux à la surface fracturée. Dans le reste, la capsule était détruite.

Le défaut de consolidation des fragments avait amené une fausse articulation qui subsistait au moyen de quelques adhérences fibreuses.

Les tendons des muscles qui s'insèrent à la tête humérale étaient ossifiés et privés d'attaches supérieures.

Le fragment inférieur se trouvait en contact en arrière et en dehors avec les muscles sous-scapulaire et grand rond, et reposaient en dedans sur le grand dentelé. La partie antérieure du rebord de la cavité glénoïde a été corrodée par la suppuration.

Une portion de l'apophyse coracoïde est restée adhérente à l'aponévrose acromio-coracoïdienne.

Le trochiter et le trochin ont disparu, à moins qu'on ne considère la concrétion osseuse qui adhère à l'extrémité du fragment inférieur comme résultant, en partie au moins, de quelque vestige de ces éminences. (Bulletin de la Société anatomique, 1840, p. 227, et Atlas des luxations et fractures, par Malgaigne, pl. XXI, fig. 5 et 6.)

62. Vood:

Luxation avec fracture comminutive du col chirurgical de l'humérus. Homme de 50 ans. Les tentatives de réduction échouèrent.

Le patient avait déjà eu longtemps auparavant plusieurs luxations de l'épaule. Le patient mourut un an environ après l'accident (et sans doute des suites de l'accident), car à l'autopsie on trouva dans l'articulation une grande quantité de pus. La tête de l'humérus se trouvait dans la fosse sous-scapulaire. (Thamhayn, nº 68.)

G. Observation dans laquelle un appareil inamovible a été appliqué san que le diagnostic ait été porté.

63. Champenois (aide-major):

Fracture du col de l'humérus compliquée de luxation. Non-réduction de la tête de cet os; mouvements très bornés.

M. M..., sous-lieutenant d'infanterie, prenant sa leçon d'équitation, tomba sans violence sur le sol sablonneux remué du manège. Le cavalier, petit, sec et nerveux, ressentit une douleur vive, avec craquement marqué, engourdissement rapide de tout le membre et impuissance des mouvements spontanés. Le bras se laissait aller à des mouvements étendus en tout sens, et, abandonné à lui-même, pendait le long du corps, sans écartement et sans rotation.

Le gonflement était considérable. Le lendemain parut sous la clavicule une ecchymose qui devait durer jusqu'au trente-cinquième jour. C'était la main gauche qui la première avait porté contre le sol. Séance tenante un bandage amidonné et cartonné avait été appliqué sur tout le membre et ne fut levé que le cinquantième jour.

A cette époque, le squelette de la région s'accusait fortement sous la peau; les angles de l'acromion semblaient vouloir la perforer; de l'antérieur à l'épicondyle, on constatait 3 centimètres de raccourcissement immédiatement au-dessous de cette apophyse, une brusque dépression laissait arriver le pouce jusqu'à la cavité glénoïde; un peu en avant et au-dessous de son angle antérieur, une pointe osseuse pénétrait dans l'épaisseur du deltoïde et se rattachait en dedans par un plan également osseux, triangulaire et transversal, à une tumeur hémisphérique solide qui s'arrondissait sous le bec coracoïdien, de manière à rendre plus caractéristique encore la déformation de l'épaule par l'accroissement vertical de la paroi antérieure de l'aisselle et l'effacement du creux sous-claviculaire. Du côté du creux axillaire, les doigts étaient arrêtés par un angle à bords osseux, dont le sinus contenait une matière de remplissage. L'axe de l'humérus avait sa direction normale ; mais son prolongement supérieur aboutissait plus en dedans qu'à l'ordinaire. Malgré le peu de liberté de l'articulation, en immobilisant l'omoplate, les mouvements communiqués au bras se transmettaient à la pointe et à la tumeur sous-coracoïdienne. Les articulations du coude, du poignet et des doigts étaient tellement raidies, que quatre mois ne suffirent point à leur rendre les mouvements normaux. D'après les signes sus-indiqués il n'était plus possible de méconnaître la double existence d'une luxation sous-coracoïdienne et d'une fracture du col de l'humérus. (Bulletin de la Société de chirurg., 11 juin 1862, p. 286.)

H. Observations dans lesquelles la réduction a été obtenue après la consolidation de la fracture (succès).

64. Baroni (1835):

Gaëtano Brizzi, 30 ans, professeur de musique, chute de voiture sur le flanc gauche.

Vu par Baroni, trois heures après l'accident; bras très gonflé, du double de son volume à la partie inférieure. Douleurs atroces, insupportables au moindre mouvement ; épaule pas très gonflée ni douloureuse. La tête de l'humérus très éloignée de sa cavité se trouve sous le grand pectoral.

Diagnostic. — Luxation antérieure avec fracture au tiers supérieur. Vu le gonflement et la douleur, Baroni fit un traitement antiphlogistique.

Second examen, quelques jours après ; le fragment supérieur très court et tourné en arrière ne donne pas une prise suffisante à la main qui devait le pousser vers la cavité articulaire.

L'inflammation cède vers le onzième jour, on applique un bandage expulsif depuis les doigts jusqu'à l'épaule afin de hâter la résolution du gonflement.

On arrange en même temps les fragments de la fracture et l'on applique les appareils à fracture avec des attelles, etc.

Vers le seizième jour, on dispose tout pour la réduction de la luxation en suivant le procédé du genou. Les attelles étant bien solides ont permis au chirurgien d'exécuter le mouvement de bascule du membre (de totalité) sans faire beaucoup fléchir les fragments. Le malade avait d'ailleurs été soumis à l'usage du tartre stibié; un aide a étendu un peu le membre en bas; un autre fixait le tronc. Lorsque l'extension a paru suffisante, le chirurgien a fait relever le bras et a porté son genou dans l'aisselle. Le mouvement de bascule exécuté, la tête a semblé être rentrée dans la cavité glénoïde avec bruit, mais on s'est bientôt aperçu qu'elle n'avait fait que glisser et se rapprocher de l'articulation. On recommence la manœuvre et l'on tient le membre basculé sur le genou pendant quelques instants; alors la réduction s'est opérée.

On couche le malade, on ôte les bandes et l'on s'assure de l'exactitude de la réduction; on met le bras en écharpe appliqué sur la poitrine et on le laisse ainsi pendant plusieurs jours. On a ensuite appliqué l'appareil à la fracture; le patient guérit sans aucune difformité et a pu reprendre parfaitement les exercices de son état. (Gaz. des hôp., 1841, 17 avril.)

65. Langenbeck (1853) :

Luxation de l'humérus avec fracture du col chirurgical. Homme de 42 ans. On tenta d'abord inutilement la réduction. Puis après onze semaines l'on fit de nouveaux essais avec machine, et la réduction fut obtenue. (Gurlt. L. c., n° 172.)

66. Warren (de Boston) :

2 février 1828. On reçut à l'hôpital de Massachusets, un jeune homme qui avait reçu, quatre semaines auparavant, une grave lésion du bras. Ce membre avait été engagé dans les courroies d'une machine à Waltham. L'humérus avait été éloigné de la cavité glénoïde et fracturé dans son col. Après tentatives inutiles de réduction, on avait placé un appareil pour la fracture, et au bout de trois semaines, la réunion étant opérée, le malade avait été envoyé à Boston. Le Dr Warren, pensant que la consolidation n'était pas assez ancienne pour permettre l'emploi d'une force capable de réduire la luxation, attendit encore quatre semaines.

Au bout de ce temps, on trouva que la tête de l'humérus était dans l'aisselle. Le col de cet os paraissait solidement réuni, et un peu plus volumineux par la présence du cal.

On passa un drap autour de son corps et un lien sur l'épaule du côté de la luxation et on les attacha au moyen de cordes à un fort anneau scellé dans le mur. On fixa ensuite des poulies sur le bras luxé, au-dessus du coude, de manière à pouvoir tirer dans une direction un peu plus élevée que la ligne horizontale. On fit une saignée au bras du côté sain et on laissa couler le sang jusqu'à défaillance, on agit alors au moyen de poulies. Le Dr Heyward fut chargé de maintenir l'omoplate. Le

Dr Warren, saisissant le bras, opéra avec lui comme avec un levier, de manière à rompre les adhérences qu'il avait contractées. On augmenta graduellement la force de traction, et seulement par moment sans jamais se relâcher, et on continua ainsi pendant une demi-heure. Le courage du malade était épuisé ; on augmenta les tractions sur les poulies de toute la force d'un homme ; alors le chirurgien, plaçant son genou sous la tête humérale s'en servit comme d'un point d'appui pour la soulever jusque dans position naturelle. On entendit le bruit occasionné par le déchirement des adhérences. On donna aux tractions une force un peu plus considérable en cessant ensuite subitement l'extension ; l'humérus restant appuyé sur le genou du chirurgien fut rejeté en haut et rentra dans la cavité glénoïde.

Cette violence qu'on fut obligé d'opérer ne fut suivie que de peu d'accidents ; il ne survint pas de tuméfaction, et au bout de trois jours le malade quitta l'hôpital, ayant recouvré l'usage de son bras. (Morel-Lavallée. Thèse de concours, 1851, p. 18.)

J. Observations dans lesquelles la réduction a échoué après la consolidation de la fracture.

67. Gosselin :

Luxation scapulo-humérale. Fracture du col anatomique de l'humérus par suite de chute, il y a trente-cinq jours.

1er *examen.* — Homme vigoureux; douleur vive suivie de gonflement; ecchymose à la partie interne du bras jusqu'au coude.

Le patient est depuis quelque temps dans la clinique.

Le moignon de l'épaule est plus saillant que du côté sain, mais en pressant sur le moignon de l'épaule on ne percevait pas cette sensation de résistance que donne la tête de l'humérus; et en agissant plus fortement on arrivait à constater l'existence d'une dépression située au-dessous de l'acromion, dépression qui indiquait l'absence de la tête humérale dans le creux de l'aisselle, nous arrivons à sentir profondément une tumeur osseuse paraissant arrondie qui rappelait la tête de l'humérus. En imprimant des mouvements de rotation au bras, on avait la sensation sumultanée de deux crépitations parfaitement distinctes par leurs caractères; l'une peu rude, sèche, analogue à celle que produit le frottement de deux surfaces saines mises anormalement en contact; l'autre, plus rude, vraie sensation de collision de parties osseuses inégales, caractéristiques des fractures. Ajoutez à cela une abolition complète de tous les actes fonctionnels du membre lésé, et vous aurez le tableau symptomatique à son entrée. Sur ces signes, je diagnostiquai la fracture du col anatomique avec luxation.

Second examen. — Plus de gonflement de l'épaule ; la dépression sous-acromiale augmente quand on écarte le coude du tronc. On sent encore dans l'aisselle cette saillie anormale dont nous avions constaté l'existence lors de l'arrivée du malade ; mais quand on imprime à l'humérus des mouvements de rotation, on ne sent plus la crépitation sentie au début. (Gazette des hôpitaux, 6 juillet 1869.)

Nous regrettons vivement de ne pas connaître le résultat des tentatives faites par M. Gosselin, après consolidation de la fracture ; mais nous n'avons pu le retrouver consigné nulle part.

68. Hamilton :

Luxation avec fracture du col chirurgical de l'humérus.

Le patient, âgé de 40 ans, est entré à l'hôpital de Bellevue, quatre semaines après l'accident, en juillet 1864. Immédiatement après l'accident, un chirurgien avait tenté inutilement la réduction. Lors de l'entrée du malade à l'hôpital, de nouvelles tentatives furent faites sur le patient anesthésié par l'éther, mais sans plus de succès. La fracture, après ces quatre semaines, n'était pas encore consolidée. Lorsqu'elle le fut, on tenta de nouveau la réduction, toujours avec le même insuccès. (Thamhayn, n° 48.)

69. Hamilton :

Luxation sous-coracoïdienne avec fracture du col chirurgical de l'humérus.

John Riley, âgé de 49 ans, entra à l'hôpital Bellevue deux jours après l'accident, qui eut lieu le 29 mars 1864. Il fut endormi au moyen de l'éther, mais on ne réussit pas à réduire sa luxation.

Après la consolidation de la fracture, on tenta encore, mais en vain, de réduire la luxation. (Thamhayn, n° 47.)

70. Langenbeck (1853 :

Luxation avec fracture du col chirurgical de l'humérus.

Homme de 53 ans. Tentatives inutiles au début.

Trois jours après l'accident, nouveaux essais de réduction, également vains.

Après treize semaines, nouvel insuccès. (Gurlt, l. c., nº 173.)

71. Langenbeck (1855) :

Luxation compliquée de fracture au col chirurgical de l'humérus.

Homme de 22 ans. Tentatives avec machines après la seizième semaine et insuccès.

Nouvelles tentatives quatorze jours plus tard et, de nouveau, insuccès. Les mouvements se rétablissent en partie. (Gurlt, l. c., nº 175.)

72. Mohrenheim, de Vienne (1780) :

Homme : luxation avec fracture du col chirurgical de l'humérus ; la tête de l'humérus se trouvait sous le grand pectoral. On essaya de réduire la luxation quelque temps après l'accident sans y réussir. Après la consolidation, on fit de nouvelles tentatives également vaines. Quelques mois plus tard, on revit le malade qui avait recouvré tous les mouvements du bras. Il est mort de fièvre un an après, (Thamhayn, nº 51.)

73. M. le Professeur Trélat (inédite) :

A l'hôpital de la Pitié, avant 1870, on m'adressa un homme âgé de 45 ans environ, comme atteint de luxation de l'épaule : l'accident remontait à quinze ou vingt jours.

A première vue, il semblait qu'on eût affaire à une luxation sous-coracoïdienne. Il existait seulement une petite ecchymose vers le coude; elle avait été remarquée, mais on l'avait attribuée à la chute.

La luxation étant un peu ancienne, je priai M. Robert, alors associé de M. Colin, de m'apporter l'appareil de Jarvis modifié, qui était fort employé dans ce temps.

L'appareil fut appliqué. Le commencement des tractions détermina un allongement fort sensible du bras et tout à coup je sentis se produire sous mes doigts un déplacement caractéristique qui me fit prononcer le mot : lâchez tout; puis l'appareil fut immédiatement enlevé.

L'explication de cette brusque interruption est que j'avais senti un déplacement avec crépitation s'opérer sous ma main, et que j'avais fait à la fois le diagnostic de luxation avec fracture, presque dans la région du col anatomique. C'était une reproduction de fracture sous l'influence des tractions avec la machine. C'est pourquoi j'avais donné l'ordre de cesser toute traction.

Nous appliquâmes un appareil inamovible silicaté. Le malade fut conservé longtemps à l'hôpital et congédié pour Vincennes alors qu'il commençait à exécuter des mouvements, assez limités il est vrai, mais lui permettant cependant un usage étendu de sa main et de son avant-bras.

K. Observations dans lesquelles on a employé la méthode de Riberi sans avoir essayé la réduction ou après échec dans les tentatives de réduction.

74. Peyrani (1840) :

X..., femme de 71 ans, tomba, le 25 septembre 1840, d'une échelle sur le poignet et de là sur l'épaule gauche.

Peyrani la vit une demi-heure après l'accident.

Tuméfaction de l'épaule et ecchymose. L'acromion fait saillie. Au-dessous de l'acromion existe un enfoncement qui se laisse déprimer par la main au point correspondant à la cavité glénoïde.

On constate deux éminences osseuses, l'une arrondie et la plus prononcée à la partie antérieure de l'articulation, l'autre, dans le creux axillaire, de forme irrégulière et plus petite que la précédente. Le bras est raccourci. Les mouvements imprimés au bras font sentir l'extrémité supérieure du fragment inférieur dans un point correspondant au bord axillaire de l'omoplate. On constate en même temps de la crépitation. Pas de doute sur la luxation compliquée de fracture du col chirurgical.

Peyrani ne trouva pas que la tête luxée offrît assez de prise pour tenter la réduction. La pression exercée directement sur la tête échoua. L'auteur favorisa la formation d'une fausse articulation entre les fragments. Il se borne à maintenir le bras écarté du corps et à faire sur l'épaule des applications résolutives. A partir du troisième jour on commença à imprimer au membre quelques mouvements qui n'avaient encore amené presque aucun effet au bout de deux mois. L'auteur ne se découragea pas : au septième mois, la malade pouvait faire une rotation bornée, porter la main au menton et vaquer à quelques occupations domestiques. Après quatre années, la tête de l'humérus s'est atrophiée sensiblement et est devenue immobile ; les mouvements d'élévation du bras sont très faciles, à moins que la malade ne cherche à soulever un poids trop considérable. Les mouvements rotatoires sont faciles et étendus. (Journal de chirurgie, 1846, t. IV, p. 180.)

74. Peyrani :

Le 27 août 1842, Peyrani fut appelé près d'une jeune fille de 10 ans, tombée du haut d'un chariot. Il constate tous les signes d'une luxation sous-claviculaire de la tête humérale avec complication de fracture du col chirurgical.

Peyrani n'essaya de réduire ni la luxation ni la fracture. Il employa un traitement antiphlogistique et le trentième jour, l'inflammation étant dissipée, il commença à imprimer des mouvements au bras. Au cinquième mois, la malade élève la main jusqu'à la bouche. Au sixième mois, jusque sur la tête dans tous les sens. Actuellement, après deux ans, les mouvements sont très libres et très étendus pourvu qu'ils ne s'exercent pas avec des corps lourds.

L'extrémité supérieure du fragment inférieur est hypertrophiée et repose sous la cavité glénoïde au devant du bord axillaire de l'omoplate. (Journal de chirurgie par Malgaigne, 1846, t. IV, p. 180.)

76. Riberi :

Un vieil officier se présenta, il y a treize ans, à la consultation de l'hôpital Saint-Jean, pour une douleur fixée à l'épaule gauche. En examinant la partie, Riberi trouva tous les signes de la luxation compliquée de fracture au col chirurgical ; tumeur sous-claviculaire, saillie osseuse dans le creux de l'aisselle, etc. Les mouvements de l'épaule étaient assez étendus ; le malade pouvait lever le bras et porter la main à sa tête.

Le malade raconta que l'accident lui était arrivé pendant la retraite de Moscou, à la suite d'une chute de cheval. Les médecins qui le virent alors, ne s'étant pas accordés entre eux et croyant, les uns à une luxation, les autres à une fracture, abandonnèrent le membre à lui-même pendant les vingt-cinq premiers jours et se bornèrent, au bout de ce temps, à le maintenir dans une écharpe en lui imprimant chaque jour des mouvements en différents sens.

Riberi s'assura que les mouvements exécutés par le membre supérieur n'étaient point partagés par la tumeur sous-claviculaire, ni par celle de l'aisselle. (Gazette de Paris, 1843, p. 497.)

77. Riberi :

Une robuste villageoise, âgée de 30 ans, tomba du haut d'un arbre Un chirurgien, appelé trois jours après, ne crut pas devoir, vu la tuméfaction des parties, chercher à déterminer la nature des lésions don. l'épaule était le siège. Pendant vingt-neuf jours, il se borna à combattre l'inflammation locale par un traitement antiphlogistique.

Riberi, consulté à cette époque, reconnut qu'il s'agissait d'une luxation en avant de l'humérus, coïncidant avec une fracture de son col. Il conseilla des mouvements imprimés tous les jours. Au bout d'un an, cette femme pouvait porter la main à sa tête. (Gaz. médic. de Paris, 1843, p. 497.)

78. Luigi Gallo à Riberi :

A dit à Riberi avoir observé un cas tout à fait semblable au n° 77, soit pour le genre d'altération, soit pour le résultat obtenu. (Gaz méd., 1843, p. 497.)

79. Volkmann (R). — Dr Grasshof :

Luxation coracoïdienne avec fracture du col chirurgical de l'humérus datant de novembre 1867.

La patiente, d'âge moyen, se présente dix semaines après l'accident, à la clinique de Halle ; malgré un certain embonpoint de la malade, le diagnostic a pu être fait très sûrement. On put constater la fracture qui n'était pas encore consolidée, ce qui rendait la réduction de la luxation impossible. On entreprit un traitement dans le but de créer une pseudarthrose. (Thamhayn, n° 64.)

L. Observation dans laquelle le chirurgien a extrait la tête luxée et fracturée (succès ?)

80. Th. G. Morton, D. M. Chirurgien de l'hôpital de Pensylvanie. (Traduit de l'anglais. — Voir à notre 4e partie, p. 107.)

DEUXIÈME PARTIE

§ 1. — Nature et fréquence de la lésion.

Il est important de bien préciser, dès le début, ce que nous entendons par ces mots : « luxations compliquées de fracture à la partie supérieure de l'humérus ». Malgaigne, dans le mémoire qu'il a consacré à cette lésion, avait rapporté les cas de Gordon, de Laroche et de Delamotte ; nous n'avons pas cru devoir les faire rentrer dans notre statistique, parce que la fracture compliquant la luxation siégeait soit à la partie inférieure (Laroche), soit à la partie moyenne ou très peu au-dessus (Gordon et Delamotte), et que, dans de telles conditions, le chirurgien peut encore réduire la luxation par les procédés ordinaires, le fragment situé au-dessus de la fracture offrant assez de prise pour qu'on puisse opérer des tractions utiles, soit en saisissant le membre directement avec les mains, soit, comme le conseillait Ast. Cooper, en entourant le membre d'attelles ou en l'immobilisant par un moyen quelconque.

Pour nous, la luxation compliquée de fracture à la partie supérieure de l'humérus ne comprend que les cas où la fracture siège au voisinage du quart supérieur de l'humérus. Elle comprend donc, nécessairement, la luxation compliquée de fracture au col anatomique, que Malgaigne désignait sous le nom de « luxation complexe ».

Cette lésion « célèbre, écrit Benj. Anger, par les difficultés à vaincre dans le diagnostic et par les obstacles à la réduction », heureusement n'est pas très fréquente, puisque, malgré tous nos efforts et tous nos soins, nous ne pouvons en rapporter que 80 exemples, dont plusieurs sont antérieurs à 1851.

Mais, en raison même des difficultés qu'elle présente dans la pratique et aussi des conséquences fâcheuses qu'elle peut entraîner pour le patient, il importe de la bien connaître.

Au point de vue de la fréquence, il est nécessaire encore d'établir une distinction entre les luxations compliquées dont la fracture siège au niveau du col anatomique et celles dont la fracture se produit au col chirurgical. Car, tant par nos pièces anatomiques que par les diagnostics faits au lit des malades, nos observations nous montrent que celles-ci sont de beaucoup plus fréquentes que les premières. Dans 22 cas, seulement, la fracture siégeait au col anatomique.

§ 2. — Étiologie.

Les luxations compliquées de fracture à la partie supérieure de l'humérus reconnaissent pour cause un violent traumatisme. Tantôt elles sont produites par une chute plus ou moins forte sur l'épaule ou spécialement sur la région supérieure de l'os du bras. Tantôt la force vient du dehors : c'est l'impulsion violente d'un corps lancé contre nous.

Dans quelques-unes de nos observations, comme dans

le cas de Demarquay-Betbèze (40), l'attitude écartée du coude laisse bien lire, dans la pensée du chirurgien, que la luxation aurait eu lieu ici par cause indirecte, la fracture ayant été produite d'abord par un coup de brancard d'une voiture.

Nous avons souvent rencontré cette lésion chez le vieillard; la raréfaction du tissu qui se fait à un âge avancé pourrait donc, dans une certaine mesure, jouer un rôle de cause prédisposante dans la production de cette lésion, et plus particulièrement dans la production de la fracture.

Il est à peine besoin de dire que, si nous observons plus fréquemment ces luxations compliquées de l'humérus chez l'homme que chez la femme, la raison en est dans les différentes conditions sociales de l'un et de l'autre.

Nous notons que cette lésion a été constatée plusieurs fois pendant des attaques d'épilepsie. Ce fait ne doit pas nous surprendre. Chacun sait que, pendant la forme tonique, les convulsions consistent dans une contraction très énergique des muscles. « La torsion, la pronation forcée, dit Trousseau, produisent souvent des luxations chez les épileptiques, » et déjà la fracture a pu se produire au moment de la chute.

§ 3. — Mécanisme.

« Dans les luxations compliquées de fracture, il est assez difficile, disait Malgaigne, de préciser le mécanisme suivant lequel se produisent les lésions : savoir, si elles sont simultanées ou laquelle précède l'autre, si elles sont dues à un choc direct ou à un contre-coup. » (Malgaigne, *Journal de chirurgie*, 1853, t. XIII, p. 81.)

Cette question du mécanisme subsiste encore tout entière. M. Richet et le rapporteur, non plus que Lenoir, dans la séance du 13 octobre 1852, ne l'avaient abordée, et Roux en exprimait le regret, pensant que c'était là un point qu'il faudrait éclaircir.

Delpech l'avait bien essayé en un cas particulier (cas d'Houzelot, 51); mais le lecteur n'est point convaincu par les raisonnements du savant chirurgien.

Après lui, Lallemand (*Ephém. méd. de Montp.*, t. IV, p. 378 et suiv.), essaya de rétablir les lésions de (52) P. Claveirollis. Il ne nous semble pas non plus dans le vrai.

Nous croyons, sans en faire une règle générale, que la luxation est antérieure à la fracture, et, sur ce point du mécanisme, nous croyons exprimer aussi l'opinion de notre président. Pour notre part, nous avons du mal à comprendre de quelle façon la tête quitterait la cavité articulaire encore intacte, si la fracture avait eu lieu d'abord. Si nous recherchons dans nos observations par quoi est produite la double lésion, nous retrouvons, dans la majorité des cas, la chute sur l'épaule contre un angle de terrain (26, 27), ou un coup violent et prolongé sur la partie supérieure du bras, c'est-à-dire que le bras se trouve transformé en levier interpuissant dont le point d'appui est sur la partie latérale ou un peu antérieure du corps, et la résistance au siège même de la capsule articulaire. La puissance agissant sur la partie supérieure de l'humérus, la résistance (capsule) se rompt, et la tête est chassée de sa cavité vers les régions voisines et le plus plus souvent sur les côtes, qui vont être à leur tour, après la capsule, la résistance, au cas que la puisssance continue d'agir. C'est même par ce mécanisme que nous nous rendrions compte de la fracture des côtes dans le cas de Lallemand (52). Cette fracture indirecte des côtes n'a pas été recherchée, sans doute parce qu'elle n'a pas été soupçonnée, dans les observations même très détaillées que nous avons consignées. Nous pensons qu'elle devrait l'être ; ainsi, les fractures des côtes n'ont pas été reconnues du vivant du malade de Lallemand (52). L'opinion que nous formulons en ce moment nous semble confirmée par le cas que présentait un de nos maîtres, M. le professeur Verneuil, au nom de M. Ramonat, interne de son service, au Congrès de l'Association française pour l'avancement des sciences, tenu à La Rochelle en 1882.

Obs. — Un homme de 46 ans tomba dans un escalier sur l'épaule gauche et se fit une luxation qui fut réduite le lendemain.

Les jours suivants, la douleur thoracique persiste surtout pendant la toux et l'on constate une fracture de côtes.

Le malade entra dans le service de M. Verneuil, sept jours après l'accident. Il y avait en effet une fracture de la 2e et de la 3e côte, et en outre, de la congestion pulmonaire. Rien du côté des vaisseaux et des nerfs de l'aisselle. (Revue de chirurgie, 1882, t. II, p. 1021.)

Les côtes en effet ne s'écartent pas toujours pour laisser passer l'extrémité supérieure de l'humérus jusque dans la poitrine comme dans le cas de Prochaska. Qu'est-ce qui empêche alors d'admettre que c'est contre la nouvelle résistance fournie par elles que le traumatisme, continuant son action, fracturerait l'humérus et parfois aussi les côtes plus ou moins complètement. Est-ce à dire cependant que le mécanisme de la double lésion ne puisse avoir lieu autrement ? ce n'est pas là notre pensée : il pourrait fort bien se faire que la fracture étant produite et simultanément la capsule entamée, le fragment inférieure vînt s'arcbouter par sa partie supérieure sur le fragment supérieur et le chasser de la capsule déchirée ou peu résistante sous l'influence d'une contraction musculaire puissante, comme chez les épileptiques, ou d'une force extérieure quelconque agissant sur le fragment inférieure; mais c'est là une hypothèse que nous nous efforçons de rendre vraisemblable et qu'il est bien difficile ce nous semble d'éclaircir dans des expériences, c'est-à-dire en dehors de l'action musculaire.

Quoi qu'il en soit du mécanisme qui reste encore à l'état d'hypothèse, l'on voit la tête de l'humérus luxée et fracturée aller se loger dans le voisinage de l'articulation; le plus souvent, c'est dans l'aisselle contre le bord axillaire de l'omoplate; on la trouve aussi sous l'apophyse coracoïde, ou en dedans de cette apophyse, derrière le grand pectoral ; deux fois seulement, dans les cas de Houzelot (51) et de Malgaigne (55), elle s'était logée en arrière dans la fosse sous-épineuse.

Ainsi que nous l'avons dit déjà, la fracture a lieu plus fréquemment au col chirurgical qu'au col anatomique; Mais elle n'est jamais si franche et si nette que la tête ne reste encore attachée au fragment inférieur par quelques lambeaux de périoste, lambeaux qu'il faut bien savoir respecter et que pourraient détruire de trop fortes tractions.

Quant au fragment, inférieur on le voit quelquefois suivre la direction qu'a prise la tête de l'humérus ; tantôt au contraire, sous l'influence de la rétraction des tissus, il est ramené en haut vers la cavité glénoïde et jusque sous l'acromion, effaçant alors la dépression sous-acromiale.

Pour ce qui est de la capsule, « il n'y a pas de luxation complète sans déchirure de la capsule fibreuse » a dit Ast. Cooper, et dans la plupart des cas elle est assez large pour ne pas faire craindre que de ce côté on rencontre une difficulté à la réduction ; il arrive plus souvent, croyons-nous, que l'arrachement presque total, au niveau du col huméral, de la capsule, soit une difficulté au maintien de la réduction, au début du moins ; car, on sait avec quelle rapidité se réparent les désordres de ce côté.

Une observation publiée par notre président, alors qu'il était interne de Malgaigne à Saint-Louis, nous montre la déchirure de la capsule réparée après le 4e jour chez un homme à qui l'on avait réduit une luxation intra-coracoïdienne le 2e jour et qui succomba à d'autres accidents. (Journal medico-chirurg. sous la direction de Malgaigne t. XIII, p. 51.)

§ 4. — Symptomatologie

Elle varie souvent complètement suivant qu'on examine le patient au moment même de l'accident ou quelques heures après. Heureux le chirurgien qui sera présent au moment de l'accident, alors que le gonflement n'aura pas encore envahi la région ! Cependant ces luxations compliquées de fracture peuvent induire en erreur le chirurgien, par cela même qu'il trouve en même temps les symptômes de la luxation et ceux de la fracture.

Tout à fait au début, disions-nous, il est infiniment plus facile de reconnaître la luxation compliquée de la fracture de l'humérus. En effet, on constate que l'*épaule est déformée ;* le *moignon* de l'épaule est *plus saillant* que du côté sain. Au-dessous de l'acromion se voit une *dépression*, dans laquelle pénètre le doigt, et c'est l'indice certain que la tête a quitté la cavité glénoïde.

Si maintenant l'on porte la main dans le creux de l'aisselle, on arrive presque toujours à sentir une *tumeur* dure, arrondie, mobile, *n'obéissant pas aux mouvements de rotation* imprimés à la partie inférieure du bras. Toutefois ce dernier phénomène n'est pas constant; il arrive parfois que la tête luxée et fracturée tient encore en partie au fragment inférieur et les mouvements que l'on imprime à celui-ci se communiquent, en partie seulement il est vrai, en ce qui concerne le mouvement de rotation, à la tête fracturée. *Le bras est le plus souvent pendant, le coude rapproché du corps*; on constate fréquemment une *mobilité anormale*, qui permet au chirurgien de déplacer le bras à peu près dans tous les sens, sans que le malade en souffre trop. La fracture en rend suffisamment compte et si l'on ne pouvait chez le malade de M. Richet (27) faire exécuter de mouvements à l'humérus, c'est qu'il existait, attenant à la partie supérieure du fragment inférieur, un petit fragment d'os qui avait pénétré dans le deltoïde et qui au moindre mouvement déterminait de violentes douleurs. De même M. Richet (27), dans un premier examen, n'avait pu déterminer de *crépitation*. C'est là cependant un phénomène à peu près constant au début; mais il importe ici de faire une distinction entre deux sortes de crépitation que l'on peut également rencontrer. Je veux parler de la *crépitation sourde* analogue à celle que produit le frottement de deux surfaces saines mises anormalement en contact et de la *crépitation plus franche*, vraie sensation de collision de parties osseuses inégales, caractéristique des fractures. *Celle-ci* s'observe presque constamment au début, et s'obtient en immobilisant le fragment supérieur d'une main et en imprimant de légers mouvements de rotation à la partie inférieure de l'humérus. Pour ne point la trouver, il faut qu'il y ait un écartement considérable entre les deux fragments, comme dans le cas de Richet (27), lorsqu'il examina la première fois son malade.

L'*autre crépitation* s'observe aussi fréquemment et elle se passe entre la partie fracturée du fragment inférieur et la cavité glénoïde et l'acromion. Il suffit d'immobiliser l'épaule d'une main, tandis que l'autre main, repoussant en haut vers la cavité articulaire le fragment inférieur, lui imprime de légers mouvements de rotation.

Il n'est pas rare d'ailleurs que le fragment inférieur ait pris cette position, à la suite de l'accident, sous l'influence de l'action musculaire.

La comparaison et la mensuration des deux membres pourront fournir aussi un autre symptôme très important s'il coïncide avec l'existence de la tête hors de l'articulation : le *raccourcissement* du membre pathologique. C'est ainsi que dans le cas de Richet cette mensuration étant pratiquée de l'acromion à l'épicondyle, le côté malade mesurait 26 cent. 1/2 et le côté sain 29 cent ; ce raccourcissement permettrait de ne pas confondre la partie supérieure de l'humérus occupant la cavité articulaire avec la tête dont elle est séparée. Il importe toutefois de pratiquer cette mensuration en dehors de l'anesthésie, car Gurlt fait observer que, sous l'influence du relâchement musculaire résultant de l'anesthésie, il se produit un certain allongement insensible, qui masquerait en partie, sinon en totalité, le raccourcissement réel dépendant de la fracture. Mais, hâtons-nous d'ajouter qu'avec la disparition de ce symptôme, nous verrions apparaître celui de la dépression sous-acromiale avec la possibilité de faire pénétrer le doigt dans la cavité articulaire privée de sa tête par le traumatisme et de la partie supérieure du fragment inférieur par l'anesthésie ; de sorte que le chirurgien y trouverait de quoi compenser la perte momentanée du symptôme *raccourcissement* qu'il pourrait d'ailleurs, durant l'anesthésie, reproduire à volonté en maintenant l'épaule d'une main et en repoussant en haut le fragment inférieur auquel il suffirait d'imprimer de légers mouvements de rotation. Nous devions néanmoins appeler l'attention sur ce temps de l'examen. On constate aussi, dans la grande majorité des cas, l'*impuissance fonctionnelle* du membre ; mais elle n'est pas constante.

Nous avons vu que le fragment inférieur va quelquefois se loger dans l'aisselle. Or il pourrait arriver qu'on prît la partie supérieure de ce fragment pour la tête même de l'humérus et que l'on crût à une luxation ; mais on se convaincra bien vite du contraire si l'on trouve la tête à sa vraie place.

La main du chirurgien, suivant le bord interne de l'humérus jusque dans l'aisselle, arrive quelquefois à sentir l'angle que forment les deux fragments au lieu de la fracture.

Quant à l'ecchymose, elle n'a pas de valeur symptomatique ; elle est seulement l'indice d'un traumatisme assez violent pour avoir déterminé des ruptures des petits vaisseaux.

Tel est le tableau symptomatique de la lésion au début ; mais quelques heures, quelques instants, dans certains cas, peuvent changer totalement la scène, par le fait d'un épanchement sanguin abondant et d'un gonflement inflammatoire qui trop souvent envahissent la région. Si, en outre, le patient est doué d'un certain embonpoint, le chirurgien le plus habile ne pourra bientôt plus se prononcer. La seule chose à faire alors, c'est d'attendre la disparition de l'état inflammatoire et du gonflement œdémateux dont on favorisera la résorption par un traitement antiphlogistique, comme dans le cas (27) de M. Richet et dans le cas plus récent de M. Bouilly (16). Il faut surtout se garder d'opérer des tractions qui n'aboutiraient à rien et pourraient être dangereuses, ou d'appliquer, comme dans le cas de M. Champenois (63), un bandage inamovible avant d'avoir bien reconnu la lésion et fait son diagnostic.

§ 5. — Diagnostic.

Même quand il s'agit d'une fracture du col anatomique, le diagnostic est-il possible ?

Nous nous hâtons de répondre oui; mais il n'est pas sans intérêt de faire connaître ce que des maîtres éminents ont pensé sur ce point.

Laissons donc la parole à M. Lenoir, répondant au rapport de M. Gosselin : « Je m'associerais volontiers, disait-il, aux doctrines qu'il contient, si notre honorable collègue avait insisté sur une distinction qui me paraît importante au double point de vue du diagnostic à établir et du traitement à employer dans les fractures compliquées de luxation. Vous savez que ces fractures sont de deux sortes : les unes, les plus fréquentes, portent sur le col chirurgical, les autres, rarement observées portent sur le col anatomique. J'admets tout ou presque tout ce que le rapporteur a dit de la facilité du diagnostic, et de la manœuvre de Richet, parce que le fragement supérieur offre prise à exploration et à réduction; mais je conteste qu'il en soit ainsi dans la fracture du col anatomique ; je nie que, dans ce cas, il soit facile de reconnaître sur le vivant la luxation de la calotte osseuse et cartilagineuse qui forme le fragement supérieur de cette fracture ; je nie jusqu'à preuve du contraire qu'il soit facile de la sentir au milieu des parties molles du moignon de l'épaule, et je nie enfin qu'il soit possible et qu'il convienne de la replacer dans la cavité glénoïde à l'aide de pressions latérales directes. »

Et après avoir rapporté le cas d'Houzelot (51), de Lucas Senior (54), et son observation (53) relative à une femme de 83 ans, dans lesquelles la luxation accompagnant la fracture avait été méconnue, il s'écriait :

« Dans ces trois cas, y aurait-il eu inattention ou inhabileté de la part des observateurs; ou bien, le diagnostic aurait-il été sinon impossible, au moins fort difficile à établir ? Un coup d'œil rapidement jeté sur les signes qui peuvent caractériser cette double lésion nous aidera à résoudre cette question.

« Rappelons d'abord que ces sortes d'accidents ne sont ordinairement produits que par une violence extérieure très forte qui porte presque exclusivement sur le moignon de l'épaule; or, une pareille violence amène presque toujours après elle un épanchement de sang considérable, du gonflement des parties molles et de la roideur des muscles contus, toutes circonstances qui, vous le savez, s'opposent à l'examen complet d'une fracture profondément située.

« En second lieu, la déformation du membre luxé et fracturé est à peinse sensible. En effet, quand la tête de l'humérus est séparée des tubérosités de cet os, ce qui reste de l'extrémité est encore assez volumineux et vient s'appuyer contre la cavité glénoïde ; aussi le moignon de l'épaule est-il seulement un peu plus déprimé que dans l'état normal.

« Je demande alors s'il est possible au chirurgien le plus attentif de reconnaître cette légère dépression quand d'ailleurs il existe du gonflement des parties molles ? La crépitation, qui est le signe pathognomonique des fractures, n'est pas franche dans le cas qui nous occupe ; elle y résulte en effet de la mise en contact du fragment inférieur de l'humérus avec la surface lisse et polie de la cavité glénoïde de l'omoplate, disposition qui ne peut donner lieu qu'à un frottement rude. Or, la sensation de ce frottement portera le chirurgien à croire plutôt à l'existence d'une contusion de l'articulation qu'à celle d'une fracture. Reste maintenant la présence de la tête de l'os dans le voisinage de l'articulation. Si elle était reconnue, ce serait sans contredit le signe le plus certain et de la fracture et de la luxation ; mais le gonflement résultant de l'épanchement sanguin dans les premiers jours, et de l'inflammation dans ceux qui suivent, ne s'opposera-t-il pas à la recherche de cette tête, et celle-ci, toujours si peu volumineuse, ne se présentera-t-elle pas dans des lieux et dans des positions telles qu'il pourra devenir impossible au chirurgien le plus expérimenté de la reconnaître ?

« Pour cette raison, je crois que de pareilles fractures compliquées doivent être et seront le plus souvent méconnues dans tout ce qui les constitue. » (Bulletin de la Société de chirurg., 13 octobre 1852, t. III, p. 186.)

Sans vouloir accuser qui que ce soit d'inattention ou d'inhabileté, il nous suffira d'observer, que dans le cas d'Houzelot (51), ce n'est que six jours après la chute qu'on découvrit un engorgement inflammatoire à l'épaule et que, de l'aveu même d'Houzelot, « l'intumescence était profonde et ne permettait pas de distinguer l'état des parties sous-jacentes ». — Que, dans le cas rapporté par Ast. Cooper, on ne dit pas combien de temps après l'accident le chirurgien de l'hôpital Guy, Lucas, vit son malade (54). Lenoir nous disait pourtant tout à l'heure avec un grand talent d'exposition et en clinicien consommé : « Comment le gonflement résultant de l'épanchement sanguin dans les premiers jours et de l'inflammation dans lesjours qui suivent, ne s'opposerait-il pas à la recherche de cette tête ? » — Et si nous nous reportons au cas même de Lenoir, nous voyons qu'un premier médecin a opéré des tractions immédiatement après l'accident, c'est-à-dire tout ce qu'il y a de plus propre à accroître une inflammation qui n'a que trop de tendance à envahir une région aussi fortement lésée déjà. Ce n'est que le lendemain qu'on l'examina à l'hôpital Necker, et c'est Lenoir lui-même qui nous dit que « vu le grand âge de la malade, et les douleurs quelle éprouvait dans l'examen, on ne chercha pas davantage à préciser le siège de la lésion. »

On se rendit volontiers aux raisons de Lenoir : et M. Richet se contenta d'observer que le fait qu'il avait observé n'avait aucun rapport avec le cas auquel Lenoir faisait allusion. (Séance du 2 juin 1858.)

Cependant Lenoir était dans l'erreur. La preuve en est dans les deux cas que nous rapportons de R. Dunn, 1862 (20) (Smith et Erichsen), et de Bernhardt Ritter de Rottenburg (29), dans lesquels non seulement la double lésion n'a pas seulement été reconnue mais guérie. Mais comme nous citons ici des succès, le doute pourrait encore être permis, malgré la valeur des chirurgiens qui ont examiné lespatients. Streubel doutait bien de la fracture du col anatomique dans le cas (20) de R. Dunn, Smith et Erichsen! (Thamahyn. Inaug. Diss., 1868, n° 1). Mais tout à l'heure doute ne sera plus possible.

M. le Dr Schwartz, chirurgien du Bureau central, à qui nous adressons nos plus sincères remerciements, nous signalait un cas tout récent de luxation compliquée de fracture au col anatomique de l'humérus. On venait de le publier (American Journal of the medical Science, january, 1884, p. 173). Nous reproduisons, dans la 4e partie de notre Thèse, cette observation d'où il ressort, jusqu'à l'évidence, que la lésion a été diagnostiquée du vivant du malade, et que la lésion existait puisque la pièce anatomique est à l'appui. Nous reviendrons d'ailleurs sur ce point intéressant à plus d'un point de vue. Mais nous voulions démontrer, d'une manière irréfragable, que le diagnostic peut être fait même lorsque la fracture siège au col anatomique, et c'est parce que nous en avions la preuve, non seulement théorique mais clinique, que nous n'avons pas cru jusqu'ici devoir établir des distinctions entre les fractures qui siègent au col chirurgical et celles qui siègent au col anatomique. Évidemment, en raison de la brièveté du fragment, il sera plus délicat de rechercher et plus difficile de trouver le fragment dans un cas que dans l'autre, mais ne serait-il pas désastreux, qu'après quelques recherches influencées peut-être par la théorie de Lenoir, le chirurgien se dît : A quoi bon insister? il s'agit sans doute d'un de ces cas que nos maîtres ont déclarés imposibles à reconnaitre aussi bien qu'à guérir.

Nous avons cru devoir insister longuement, car cette question du diagnostic est de la plus haute importance pour la thérapeutique à suivre. La lésion reconnue, ce peut être la guérison du malade ; méconnue, elle entraîne presque fatalement une infirmité, comme dans le cas du malade vu par Malgaigne (55) onze mois après l'accident, et dans le cas du Dr Champenois (63).

Est-il bien utile d'établir un diagnostic différentiel ? nous le croyons pas. Quelle autre affection entraîne après elle le tableau symptomatique que nous avons exposé plus haut ? Quelquefois, nous dira-t-on, cette double lésion a été confondue avec la fracture simple du col chirurgical ou du col anatomique. Soit ; mais, dans ces cas, l'on trouvre toujours à sa vraie place, entre l'apophyse coracoïde et l'acromion, la tête de l'humérus ; et, s'il existe une dépression, elle ne siège pas immédiatement au-dessous de l'acromion. D'autres fois l'on a cru à une simple luxation ; c'est qu'alors le chirurgien n'a sans doute pas pris la précaution de rechercher la crépitation, la saillie anguleuse formée par les fragments, le raccourcissement, la mobilité du membre, son attitude.

Nous croyons donc, avec Malgaine, que si cette lésion est restée assez souvent méconnue, « c'est que l'une de deux lésions suffisant à rendre compte des principaux symptômes, le chirurgien après l'avoir reconnue ne porte pas plus loin ses investigations. »

En résumé, pour établir son diagnostic, le chirurgien sait qu'il rencontrera des difficultés presque insurmontables lorsque la région aura été envahie par le gonflement qui se produit très-rapidement. Il attendra donc que celui-ci se soit dissipé, et alors il recherchera les signes que nous avons développé dans notre symptomatologie :

Aplatissement de l'épaule. Saillie très-prononcée de l'acromion. Dépression immédiatement au-dessous de l'acromion. Possibilité de sentir avec le doigt le vide de la cavité glénoïde, laquelle parfois est remplie par la diaphyse attirée en haut. Petit fragment mobile et situé soit dans le creux de l'aisselle, soit au-dessous de l'apophyse coracoïde, soit en dedans de cette apophyse — rarement dans la fosse sous-épineuse. Coude pendant parallèlement au corps. Impuissance fonctionnelle et mobilité anormale du bras. Raccourcissement du bras; son allongement pendant l'anesthésie et possibilité pour le chirurgien, pendant que dure l'anesthésie, de raccourcir le bras en remontant le fragment inférieur jusqu'à la cavité glénoïde et de déterminer une sorte de crépitation cartilagineuse. — Crépitation osseuse. — Non-participation de la tête aux mouvements de rotation du fragement inférieur « absolue » quand les fragements sont totalement séparés, « partielle » quand les fragments sont encore rattachés l'un à l'autre par quelques lambeaux de périoste et par quelques débris d'os ; Saillie anguleuse formée par les fragments.

Nous devons ajouter que le chloroforme peut faciliter singulièrement le diagnostic en relâchant les muscles.

MM. Richet (27) et Bouilly (26) n'ont pas hésité à y avoir recours.

Delpech conseillait un moyen qui nous paraît dangereux : « Peut-être serait-il possible, disait-il, en portant très loin le mouvement d'abduction ou d'élévation du bras, de parvenir à toucher la surface nouvelle du grand ragment de la fracture, d'en reconnaître la forme et les inégalités, en portant les doigts profondément dans le creux de l'aisselle. »

Il est évident que ce serait un excellent moyen de diagnostiquer la fracture, mais ce serait aussi s'exposer à produire des déchirures et des désordres au milieu d'une région gravement atteinte déjà.

Est-ce à dire qu'on pourra toujours faire son diagnostic? Nous n'allons pas jusque-là et nous n'aurions qu'à nous reporter aux observations de Manzini (61) et de Marjolin (37), pour nous montrer plus réservé.

Dans certains cas la fracture n'a été reconnue que pendant que le chirurgien faisait des manœuvres de réduction. Qu'il s'agisse comme dans l'observation (73) d'une lésion vieille de quinze à vingt jours. La luxation est facile à reconnaître; mais si le déplacement entre les fragments a été peu considérable, si le fragment inférieur a suivi le fragment supérieur, à quels signes reconnaîtrez-vous la fracture. De crépitation, il ne saurait en être question, et l'angle formé par la réunion des deux fragments peut être à peine sensible. Ce n'est que pendant les manœuvres tentées dans le but de réduire la luxation, jugée simple, que le chirurgien sentira sous ses doigts la crépitation indiquant la fracture de l'os, c'est-à-dire la rupture d'un cal en voie de consolidation. Heureux si le chirurgien, à l'exemple de M. le professeur Trélat, a la présence d'esprit de mettre fin sur-le-champ et assez à temps aux tractions opérées!

§ 6. Complications.

Evidemment *a priori* l'on pourrait tout supposer, en fait de complications, et l'on peut tout redouter : contusions, ruptures de la peau, ruptures musculaires, fractures, emphysème, lésions des vaisseaux, fractures des côtes, lésions nerveuses, épuisement, eschares, abcès extérieurs, inflammation articulaire, suppuration dans le foyer de la luxation et de la fracture, gangrène du membre. Ce sont autant de complications possibles.

Mais, en restant dans le domaine de nos observations, nous ne constatons le plus souvent que des lésions peu graves. Nous voyons, par exemple, que dans l'observation de Malgaigne (5) la tête était divisée en deux fragments chez un malade qui succomba à d'autres lésions; dans le cas d'Hingeston (50) la tête avait été fracturée en six morceaux, ce qui ne l'avait pas empêchée de se consolider par un cal fibreux. Dans le cas (60) du chirurgien de Manchester il y avait fracture des deux cols; mais, si l'on n'avait pas opéré des tractions violentes sur le membre, il est probable que cette complication aurait eu le même sort que chez cette femme de 83 ans, cas de Lenoir (53). Lenoir n'avait fait aucunes tentatives de réduction; et la double fracture s'est consolidée après trois mois, et la malade pouvait très légèrement mouvoir son bras en avant et en arrière. Dans d'autres cas, c'est l'apophyse caracoïde qui est fracturée, ou le tendon du biceps arraché de son insertion supérieure; ce sont les tubérosités qui sont arrachées et entraînées par les muscles qui s'y attachent, mais c'est un phénomène qui fréquemment s'observe dans les luxations simples. Il est même la règle en ce qui concerne la grosse tubérosité dans les luxations intra-caracoïdiennes; et cette complication n'en est vraiment pas une.

Dans un cas cependant nous voyons que le fragment inférieur s'est fait jour à travers la peau de l'aisselle. C'est dans le cas observé par le Dr Bergrath (44); néanmoins le malade guérit.

Le plus souvent les vraies complications qui ont entraîné la mort du patient sont venues à la suite des tractions violentes opérées pour obtenir la réduction, comme dans nos observations (59, 60, 61, 62).

Mais il est une complication presque fatale et souvent

insurmontable, complication même après la réduction im médiate si, de bonne heure, on ne fait exécuter des mou vements au membre; c'est la raideur articulaire et la production de jetées osseuses qui gêneront, restreindront les mouvements du membre. Quel est, en effet, le résultat le plus heureux qui nous apparaisse? C'est évidemment de ramener la lésion à l'état d'une simple fracture du col par la réduction de la tête. Eh bien, que le chirurgien se souvienne de ce que Malgaigne a écrit sur la marche et les conséquences de cette simple fracture!

§ 7. Marche, durée et pronostic.

De la marche et de la durée des luxations compliquées de fracture, nous ne pouvons rien dire d'une façon générale. Tout dépendra de l'étendue des lésions et du traitement auquel le chirurgien aura eu recours. Nous verrons dans un instant quels sont les moyens les plus propres à rendre au membre lésé l'intégrité de ses mouvements.

Quant au pronostic il est grave, même en dehors de complications sérieuses, et le chirurgien se défendra bien de promesses trompeuses et compromettantes pour lui, car rien n'est plus incertain que le résultat. Dans le cas (27), M. Richet a pu vaincre les difficultés qu'offre la réduction et rendre à son malade l'amplitude *presque complète* de ses mouvements dans l'espace de *sept mois*; mais dans le cas (42) nous le voyons échouer complètement dans la réduction, et nous lisons dans l'observation ces mots qui rendront le chirurgien circonspect : le malade est resté estropié.

TROISIÈME PARTIE

TRAITEMENTS.

Nous empruntons à Malgaigne l'historique du traitement conseillé ou suivi par les chirurgiens jusqu'à Boyer et Ast. Cooper.

« La luxation reconnue, que faut-il faire? Pasicrate, environ un demi-siècle avant l'ère chrétienne, avait abordé cette question pour les luxations de l'humérus avec fracture du même os; il voulait que l'on réduisît la luxation d'abord et la fracture ensuite. Aristion préférait, au contraire, exercer les tractions de manière à agir sur la luxation et la fracture à la fois. Héliodore revint au sentiment de Pasicrate. Il est assez remarquable que ni Celse ni Galien n'aient dit un mot de cette question. C'est à Oribase que nous devons les détails que l'on vient de lire. Paul d'Egine est bien moins précis; il se borne à prescrir en termes généraux de réduire comme à l'ordinaire.

« Les Arabistes ont appuyé davantage. Ainsi, Guillaume de Salicet veut que, dans la même séance, on réduise soit la luxation d'abord et la fracture ensuite, soit la fracture et puis la luxation, selon la commodité. Mais c'est à Guy de Chauliac que revient l'honneur d'avoir établi la doctrine la plus sage et la plus complète. « Si elle est compliquée de fracture, dit-il, qu'on rhabille premièrement la dislocation et puis la fracture, s'il est possible. Mais, s'il n'est pas possible, qu'on raccoustre la fracture, et quand le cal sera ferme, la desnouëre soit rhabillée. »

« J.-L. Petit n'a fait que reproduire ce précepte, en ajoutant toutefois que la luxation est impossible à réduire quand la fracture est si près de l'article, qu'il n'y a pas assez de prise pour faire l'extension. Cette remarque était doublement malheureuse; elle alléguait une erreur en l'appuyant sur une autre; ce n'est point la distance de la fracture qui fait le plus grand obstacle à la réduction, et c'est bien rarement par l'extension qu'on peut l'obtenir. La doctrine de Guy a souffert plus encore de la part des chirurgiens modernes.

« Boyer a fort bien reconnu que les luxations des ginglymes peuvent être réduites sans extension, et dès lors il en recommande la réduction immédiate; mais il pense que dans les articulations orbiculaires les luxations sont irréductibles tant que la fracture existe, et irréductibles encore lorsque le cal est solide, à cause de leur ancienneté. A. Cooper n'admet, dans tous les cas, que la réduction immédiate, craignant plus tard de rompre le cal et de reproduire la fracture. » (Malgaigne, Journal de chirurgie, 1853, p. 81.)

Un incident qui survint, en 1851, montre bien quelles étaient alors les idées régnantes à la Société de chirurgie sur le traitement qu'il convenait d'opposer aux luxations compliquées de fracture à la partie supérieure de l'humérus.

Un chirurgien de Castelnaudary, M. Charry, se trouvant en face d'un cas de ce genre (45), avait vainement opéré des tractions. Il écrivit pour demander conseil à la Société de chirurgie, appelant l'attention des chirurgiens sur cette question : « Est-il plus convenable de tenter par un moyen « quelconque la réduction avant ou après la guérison de « la fracture? Ne pourrait-on tirer quelque utilité du chlo- « roforme? »

Voici la réponse qui lui fut faite par Forget, secrétaire de la Société, au nom de celle-ci : « Si le chloroforme est, « pour le chirurgien appelé à réduire une luxation simple, « un auxiliaire puissant, son intervention, lorsque celle- « ci est compliquée de fracture, ne saurait être d'aucune « utilité, car alors c'est bien moins la résistance muscu- « laire qui s'oppose à la réduction que l'absence d'un bras « de levier suffisant pour agir sur l'extrémité de l'os luxé « et le replacer dans les rapports naturels avec la cavité « glénoïde. »

En résumé :

Attendre que la consolidation de la fracture eût rétabli le bras de levier pour réduire ensuite la luxation, telle était la méthode de traitement en 1851. Nous l'appellerons la *méthode ancienne.*

Cependant, en 1830, Riberi avait eu occasion de rencontrer un officier dont la lésion avait été abandonnée durant 25 jours; on avait simplement placé son bras dans une écharpe et l'on s'était contenté de lui imprimer chaque jour des mouvements en différents sens (76); or, cet officier se servait fort bien de son bras; il pouvait le lever et porter la main à sa tête. Ce spectacle fut pour Riberi comme un trait de lumière, il en conclut qu'il s'était formé une fausse articulation entre les deux fragments, et que, si cette conduite qu'on avait tenu vis-à-vis de ce blessé un peu au hasard avait amené un tel résultat, elle pourrait bien, pensait-il, mériter d'être adoptée sciemment comme méthode générale de traitement. — Bientôt après, l'occasion se présentant d'en faire l'essai, Riberi n'y manqua pas, et il en obtint un réel succès (77).

L'art est-il impuissant à réduire? Seul l'établissement d'une fausse articulation permet le retour des mouvements dans une certaine étendue. C'est donc cette terminaison qu'il faut provoquer dans les cas semblables, par des mouvements imprimés à dessein et avec ménagement au membre blessé.

La *Méthode de Riberi* ou *Méthode des mouvements* était constituée.

Méthode ancienne et Méthode de Riberi, le chirurgien devait choisir entre l'une ou l'autre lorsque, le 13 octobre 1852 M. Richet adressa à la Société de chirurgie un remarquable mémoire sur *la possibilité de réduire les luxations de l'extrémité supérieure de l'humérus et du fémur compliquées de fracture de ces os.*

En voici les trois principales conclusions :

1° Contrairement à l'opinion universellement adoptée, les luxations de l'humérus et du fémur compliquées de fracture à l'extrémité supérieure de l'os luxé peuvent et doivent être réduites immédiatement, et la fracture, ainsi ramenée à l'état de simplicité, être traitée comme les autres solutions de continuité de l'os.

2° Pour opérer cette réduction, il faut que le malade soit plongé dans l'anesthésie la plus complète afin que l'action musculaire soit entièrement annihilée.

3° Si le procédé d'extension doit rester comme méthode générale pour le traitement des luxations sans fracture, il faut reconnaître cependant que le procédé du refoulement lui sera toujours, même dans ces cas, un puissant auxiliaire et, de plus, seul il est applicable à l'exclusion de l'extension dans le traitement des luxations compliquées de fracture.

M. Richet croyait être le premier qui eût posé cette règle de conduite : c'était une erreur, et, dans son savant rapport, M. Gosselin rappela devant la Société de chirurgie les droits qui revenaient à Nélaton pour son procédé de réduction par coaptation ou pressions latérales, et à Gerdy pour sa méthode *répulsive directe*, en ce qui concerne la réduction des luxations simples. Il rappela également que Chassaignac (thèse de concours, 1850, sur les Fractures compliquées), avait formellement donné le précepte de refouler, par des pressions latérales, la tête de l'humérus ou du fémur dans le cas de luxation avec fracture, et exprimé l'opinion qu'avec le chloroforme cette manœuvre devrait réussir. Il rappela que Morel-Lavallée, dans sa thèse de 1851 sur les Luxations compliquées, avait parlé de ce procédé comme d'une chose généralement connue.

En effet, Morel-Lavallée avait rapporté (p. 15) le cas de Houghton de Dudley (23), qui, en 1825, avait réussi à réduire une luxation compliquée de fracture en refoulant la tête et (p. 18) le cas de Peyrani, de Turin (74), qui, en 1844, ayant échoué par le refoulement, avait eu recours à la méthode de Riberi.

Cette méthode était donc connue en France, en Angleterre et en Italie; elle avait été aussi employée une fois en Allemagne dès 1841 par Ritter (Bernhardt), de Rottenburgh (29), fait qui n'a pas été mentionné dans le rapport de M. Gosselin.

Quoi qu'il en soit de cette question de priorité, nous

nous associons pleinement aux paroles du rapporteur qui s'exprimait en ces termes : « M. Richet aura eu à nos yeux le grand mérite de vulgariser, par une savante discussion et une agglomération judicieuse de preuves théoriques et pratiques, une opinion qui jusqu'à ce jour était restée peu connue. » Et le vote d'approbation que la Société de chirurgie accorda au mémoire de M. Richet appela l'attention de tous les chirurgiens sur cette méthode qu'on désigne indifféremment sous les dénominations de méthode de *la Réduction immédiate* par refoulement, par coaptation, par manipulations directes, par pressions latérales.

La seconde conclusion de M. Richet réclamait aussi formellement l'emploi du chloroforme, comme condition de succès. Mais ceux qui connaissent la terreur un peu exagérée de M. Gosselin pour les agents anesthésiques ne s'étonneront pas des restrictions qu'il crut devoir fairc cependant telles qu'elles ont été formulées en cette circonstance, elles nous semblent devoir rallier tous les chirurgiens même les plus hardis : « Nous ne partageons pas l'avis de M. Richet, disait-il, sur l'emploi du chloroforme comme agent indispensable et pensons que le refoulement bien fait pourrait encore réussir, et qu'on devrait y recourir dans les cas où il y aurait contre-indications aux anesthésiques. Vous connaissez tous le trouble du système nerveux et de l'économie tout entière que l'on observe souvent durant les premières heures consécutives aux grandes lésions traumatiques. Si l'on est appelé à ce moment de ralentissement du cœur et de disposition à la syncope, pas d'anesthésie. Si l'on est appelé à ce moment qui est le plus favorable pour la réduction, il faut, sans chloroforme, recourir immédiatement et avec persévérance au procédé de M. Richet. Qu'on le remarque d'ailleurs, dans l'état de stupeur dont nous parlons, les muscles sont à demi paralysés et apportent peu de résistance. Le chloroforme serait donc inutile en même temps que dangereux. »

Nous observons simplement ici que les anesthésiques qu'on a rendus responsables d'accidents mortels particulièrement dans les réductions des luxations de l'épaule ne l'étaient, croyons-nous que secondairement. La contre-extension comprimant la poitrine et gênant la respiration avaient et auront toujours la plus grande part dans les accidents attribués au chloroforme. Mais, comme il ne s'agit plus ici d'une méthode de force, le danger des anesthésiques disparaît en partie.

Disons, toutefois, qu'à côté du flacon de chloroforme, un chirurgien prudent n'oubliera jamais de placer un appareil faradique. Le souvenir d'un fait tout récent encore, et qui a profondément ému et convaincu ceux qui en ont été les témoins, s'impose involontairement à notre esprit et nous fait un devoir de rappeler cette précaution bien connue, mais trop souvent négligée.

Lorsque M. Richet publia son mémoire et rapporta son observation (27), il croyait le procédé du « Refoulement » presque infaillible, et songeait à l'appliquer même à la réduction des luxations simples, dont il rapportait 3 guérisons ainsi obtenues. Nous verrons tout à l'heure les résultats fournis par le refoulement.

Mais indiquons d'abord le mode opératoire :

MODE OPÉRATOIRE.

1° Le patient sera chloroformisé jusqu'à résolution musculaire complète, sauf contre-indications.

2° Les deux mains du chirurgien seront appliquées, l'une en avant, l'autre en arrière du moignon de l'épaule. Les deux pouces prendront point d'appui sur l'acromion pour fixer l'omoplate, tandis que les quatre derniers doigts de chaque main, pénétrant jusque au-dessus de la tête luxée, la ramènent, par de petits efforts de dedans en dehors, vers la cavité glénoïde.

Le chirurgien a pris soin, durant ces manœuvres, de faire relever le bras dans la direction de l'axe de la cavité glénoïde.

3° Le chirurgien rétablit l'union entre les deux fragments, et applique un *appareil de contention* comme dans les *fractures simples du col.*

Il aura le choix entre la simple écharpe ou un appareil contentif plâtré ou autre, pour maintenir la coaptation entre les fragments.

4° Un coussin sera placé dans le creux de l'aisselle pour empêcher la récidive, qui a beaucoup de tendance à se produire, et le bras sera ramené sur le côté du corps, l'avant-bras fléchi à angle aigu et la main placée sur l'épaule saine.

Nous sommes donc en présence de trois méthodes :

a) La *méthode du refoulement*, qui consiste à *réduire immédiatement ;*

b) La *méthode ancienne*, qui s'occupe d'abord de la fracture, et ne réduit qu'après la consolidation de celle-ci ;

c) La *méthode de Riberi*, qui consiste à ne rien réduire, et simplement à faire exécuter des mouvements au membre.

A laquelle de ces trois méthodes vaut-il mieux avoir recours?

Avant de préconiser l'une plutôt que l'autre, nous

allons d'abord chercher à établir les résultats fournis par l'emploi de chacune d'elles, et nous verrons quelle confiance il convient d'avoir en tel ou tel procédé, quelles conclusions on en doit tirer.

(a). *Réduction immédiate.*

Nous constatons 21 succès, parmi lesquels 2 appartiennent à des fractures du col anatomique.

Notons aussi que 7 malades seulement avaient été soumis à l'action d'agents anesthésiques (20), (22), (27), (28), (31), (34), (35).

Dans le cas (34), le chirurgien avait échoué dans une première tentative.

Nous notons encore 2 cas de succès par les procédés ordinaires aidés des manipulations.

C'est un fait important que de pouvoir signaler 23 observations dans lesquelles les chirurgiens ont réussi pour une opération considérée comme impossible en 1851.

Mais recherchons maintenant les insuccès. Nous notons :

1° Insuccès avec manipulations....................................	7
auxquels il faut ajouter le cas de Peyrani (74) qui, après avoir échoué dans la réduction, suivit la méthode de Riberi........	1
2° Insuccès lorsqu'on a employé des moyens de réduction autres que le refoulement..	18
auxquels il faut encore ajouter (65, 66, 68, 69, 70, 72), six cas dans lesquels la réduction n'ayant pas été obtenue d'abord par des manipulations ou des tractions opérées, avec ou sans le secours de l'anesthésie, les chirurgiens ont fait plus tard des tentatives après consolidation de la fracture..................	6
Total...........	32

Voilà, certes, un chiffre effrayant, si l'on ne tenait compte des cas, les plus nombreux, où des tractions exagérées ont été pratiquées par le chirurgien pour obtenir la réduction.

A quoi bon des tractions? « Lorsque la fracture est voisine de l'articulation, disait Boyer, la réduction est impossible. » Et, en cela, il avait absolument tort, les faits le prouvent; mais il était dans le vrai quand il ajoutait : « Il y aurait même beaucoup d'inconvénients à la tenter, parce que l'extension nécessaire pour l'opérer ne pourrait pas être exercée sur le fragment supérieur, et que, si on la pratiquait sur le fragment inférieur, elle n'aurait d'autre effet que de tirailler douloureusement les muscles, et peut-être même de les déchirer. » Richet mettait également le chirurgien en garde contre les tractions quand il disait (27) : « J'abandonne le bras à un aide, en « lui re-
« commandant de se borner à le maintenir vis-à-vis de la
« cavité glénoïde et de n'exercer sur lui qu'une légère
« traction, de manière à ne déchirer aucun des liens fibreux
« ou vasculaires qui peuvent encore l'unir au fragment
« supérieur et servir à la nutrition de ce dernier. »

En effet, que faut-il de plus que présenter largement béante à l'extrémité luxée la déchirure de la capsule, et relever, par l'élévation du bras jusqu'à l'horizontale, le tendon du biceps qui lui barre le chemin. Nous pensons aussi qu'une traction insensible et continue, loin d'être nuisible, ne pourrait qu'être utile, en éloignant de la cavité glénoïde le fragment inférieur, qui, lui aussi, peut être un obstacle à la réduction. Mais qu'il y a loin de cette traction aux tractions violentes que nous redoutons! C'est à celles-ci qu'il faut attribuer les accidents suivis de mort qu'on observe dans les cas de Langenbeck (59), du chirurgien de Manchester (60), de Manzini (61), de Wood (62).

Et, chose remarquable, chaque fois que le chirurgien n'a

pas opéré de traction, on n'observe pas d'accident, même lorsqu'il n'a pas réussi à obtenir la réduction ; et c'est là un point important à noter.

Le mot de « réduction immédiate » dit assez de lui-même qu'il faut tenter la réduction de la luxation immédiatement après l'accident. C'est, en effet, le moment le plus favorable. Mais le chirurgien n'est souvent appelé qu'après l'envahissement de la région par le gonflement. Il ne devra pas, pour cela, renoncer à la réduction, et se souviendra du cas d'Hougthon (23), où la réduction n'a été opérée qu'après dix jours consacrés à faire disparaître l'engorgement et l'inflammation. Richet (27) n'a réduit la luxation que deux jours après l'accident.

Il arrive parfois que le chirurgien ne réussisse pas à la première tentative : il ne devra cependant pas abandonner tout espoir, et devra recommencer plusieurs jours de suite les tentatives de réduction.

Richet, dans le cas (28), échoua le jour de l'accident, et réussit le lendemain.

En outre, il n'est pas rare que la réduction, après qu'elle a été obtenue, ne se maintienne pas, comme dans les cas de Cock (38) et de Weber (57). Le chirurgien devra se rappeler que Ritter (29) vit la luxation se reproduire deux fois, par l'indocilité du malade, et qu'il réussit néanmoins à la réduire chaque fois et à la maintenir enfin au moyen d'un appareil inamovible.

La méthode de la réduction immédiate par le refoulement a fourni certainement de très beaux résultats, comme dans le cas (27) de M. Richet; elle a été parfois d'une simplicité remarquable, comme dans le cas (26) de M. Reclus et le cas (32) de M. Terrillon ; malheureusement elle n'est pas infaillible. Nul n'a été plus enthousiaste de cette méthode que M. Richet; et pourtant il a pu se convaincre par lui-même (cas 42) qu'elle était parfois infidèle. Dans ce cas (42), il est vrai que la blessure datait déjà de 13 jours, mais il est des cas où la réduction a été tentée dans les conditions les plus favorables pour sa réussite et dans lesquels on n'a pu l'obtenir comme dans le cas (43) de Robert Huguier.

On éprouve parfois des difficultés à aller accrocher la tête, profondément enfoncée et quelquefois engagée dans les mucles par de petits fragments; ce sont elles qui suggérèrent à Larrey l'idée d'un moyen mécanique qu'il proposa du reste « sous toute réserve » : « Ne pourrait-on, disait-il, faire l'application médiate de l'une des branches, sinon des deux branches du forceps ou bien d'un instrument faisant l'office d'un levier ou d'une curette, et agissant malgré la peau comme les doigts en crochet, mais, avec une puissance fixe et infatigable, pour déplacer, soutenir et refouler la tête de l'os dans sa cavité articulaire ? » (Bullet. de la Soc. de chir., 2 juin 1858.)

Cela suffit à nous faire comprendre que, si le refoulement de la tête réussit parfois, il peut aussi, dans certaines circonstances, présenter les plus grandes difficultés et même échouer totalement.

Nous allons, à présent, jeter un rapide coup d'œil sur nos observations et rechercher ce que sont devenus les mouvements du bras après la réduction immédiate. C'est là, en somme, le point essentiel. Nous n'avons malheureusement que des renseignements bien incomplets à cet égard ; dans bon nombre d'observations, la question des mouvements n'est pas même abordée. On se l'explique, du reste, aisément ; et tous nos maîtres, chirurgiens des hôpitaux, savent combien il est difficile de suivre un malade qui quitte l'hôpital à sa fantaisie, avant d'être guéri, et ne reparaît plus.

Dans quelques cas cependant, le chirurgien a pu noter les résultats obtenus.

Voyons rapidement quels ils sont.

Des mouvements après la réduction immédiate.

(20) Bras aussi libre qu'auparavant.

(22) Un peu de faiblesse du bras, après dix semaines.

(23) Après vingt-cinq jours, on imprime des mouvements à l'articulation et l'on gagna beaucoup en six semaines. Il mangeait, s'habillait sans aide, portait la main à sa tête. Il sortit et fut perdu de vue.

(24) Six semaines après il n'avait pas encore de mouvements complets.

(25) Quarante-cinq jours après, le patient put rejoindre son régiment. (L'observation ne dit pas si les mouvements étaient rétablis.)

(27) Mouvements parfaits après sept mois.

(29) Le patient guérit avec la conservation des mouvements.

(31) Après trente jours, le malade avait déjà recouvré un certain usage de son membre.

(33) Huit jours après l'ablation de l'appareil, le malade pouvait déjà soulever son bras.

(34) Deux mois et demi après l'accident, le patient pouvait faire la plus grande partie des mouvements.

Tels sont les résultats obtenus après la réduction immédiate.

L'on peut constater que quelques-uns sont excellents, ceux du (20) (27) (29) (34), et nous devrons nous en souvenir au moment de conclure.

Avant de passer à l'examen d'une autre méthode, il est une question très importante que nous ne saurions passer sous silence, celle de savoir combien de temps on laissera le membre immobile après la réduction.

Chacun sait avec quelle rapidité les muscles s'atrophient

et la roideur articulaire s'établit lorsqu'un membre est tenu immobile; aussi devra-t-on rendre au membre ses mouvements le plus tôt possible. Il ne faudra pas attendre que le cal ait acquis toute sa solidité et, malgré le résultat final des plus favorables, obtenu par M. Richet (27), il ne faudrait pas attendre 22 jours pour faire exécuter au membre des mouvements très ménagés d'abord et qui seront toujours conduits par le chirurgien lui-même. Douze à quinze jours après la réduction dans les cas favorables nous semblent un délai suffisant. Mais il y a là une question de réparation osseuse qui dépend de trop de considérations pour qu'on puisse, d'une façon générale, établir une limite précise et applicable à tous les cas. Mais le chirurgien ne commencera jamais avant la disparition des phénomènes inflammatoires et ne confiera au malade le soin d'exécuter ces mouvements lui-même qu'après entière consolidation de la fracture.

(b) *Méthode ancienne.*

Cette méthode ne nous retiendra pas longtemps, car les cas qui s'y rapportent sont bien peu nombreux : 10 tentatives et 3 succès.

Évidemment les adhérences contractées entre la tête ɪə les tissus qui l'environnent sont le vrai lieu de résistance à vaincre : et la rupture de ces adhérences par des tractions trop loin portées offre plus d'un danger dont le moindre peut-être serait la rupture du cal comme dans le cas (73).

Cependant il suffit que cette méthode ait enregistré trois succès pour que le chirurgien en fasse l'essai avant de passer à la méthode de Riberi.

D'ailleurs les tentatives qu'on aura faites pour réduire la luxation ne seront pas infructueuses : elles serviront à rompre en partie les adhérences et prépareront ou agrandiront le champ de la nouvelle cavité qui devra, en cas d'insuccès, servir de réceptacle à la tête humérale.

Mais, sur ce terrain des luxations anciennes, une question se présente d'elle-même à l'esprit. Ne pourrait-on avoir recours au procédé qui avait si bien réussi à Dieffenbach et que M. le Dr Polaillon essaie de remettre en honneur depuis quelques années? Ne pourrait-on pas, pour mettre le cal à l'abri d'une rupture, pratiquer la section sous-cutanée des ligaments de nouvelle formation qui entourent la tête de l'humérus et accroître ainsi le nombre des tentatives et des réductions après consolidation de la fracture?

M. Polaillon (Bulletin de la Société de chirurgie, t. VIII, 1882, p. 100 et 129) a traité de la sorte une luxation ancienne irréductible avec le plus grand succès, et affirme qu'il n'y a aucun danger à agir ainsi. Il s'apprêtait à renouveler cette opération ces jours derniers : nous étions tout heureux de pouvoir y assister. Malheureusement le patient n'est pas venu à l'heure dite. Nous aurions voulu voir jusqu'à quel point nos terreurs sont justifiées. Car nous avons en grande défiance ce procédé un peu aveugle par lequel on risque de provoquer de nouvelles lésions, de sectionner nerfs ou vaisseaux pour un espoir peut-être vain.

Qui dit, en effet, que la cavité articulaire n'est pas pleine déjà de tissu de remplissage? Qui dit qu'elle voudra garder la tête qu'on ramènera vers elle? Aussi n'hésitons-nous pas à dire que c'est là un moyen incertain et dangereux.

Nous avons signalé le danger que court le cal dans l'emploi de la méthode ancienne, mais il serait bien difficile d'indiquer, d'une manière générale, à quel moment on peut, sans craindre de le rompre, tenter la réduction; le chirurgien, dans chaque cas particulier, tiendra compte des considérations de toutes sortes qui peuvent hâter ou retarder la réparation osseuse.

M. Trélat (73) a vu se rompre entre ses mains un cal qui remontait à quinze ou vingt jours. Baroni, plus heureux (64), avait réussi vers le seizième jour. Warren a réussi à réduire la luxation après sept semaines, et Langenbeck après dix semaines.

Voyons à présent quels ont été les résultats au point de vue des mouvements, dans les cas heureux de cette méthode, c'est-à-dire lorsque la réduction a été obtenue :

Des mouvements après l'emploi de la méthode ancienne.

(64) Le patient guérit sans difformité et a pu reprendre les exercices de son état.

(66) Au bout de trois jours, le malade quitta l'hôpital, ayant recouvré l'usage de son bras. (Malgaigne observe, avec juste raison, que c'est là un résultat un peu trop merveilleux.)

On ne saurait vraiment de ces rares faits tirer quelque conséquence; mais comme l'emploi de cette méthode permet de ramener le membre dans sa position normale, nous sommes en droit d'espérer les mêmes résultats, en ce qui concerne les mouvements, que dans la réduction immédiate.

Malgaigne conseillait d'y avoir toujours recours, « parce que, disait-il, les tentatives se font sans aucun péril lorsqu'elles sont prudemment conduites, et que même en cas d'insuccès, il en résulte encore un certain bénéfice pour le malade à raison de l'allongement des liens fibreux qui sont le principal obstacle à l'extension des mouvements (Malgaigne, Journal méd. chirurg., 1853, t. XIII, p. 90). »

(c). *Méthode de Riberi ou méthode des mouvements.*

Les faits relevant de la méthode Riberi ne sont pas nombreux :

2 appartiennent à Riberi	(76, 77).
2 appartiennent à Peyrani	(74, 75).
1 à Luigi Gallo	(78).
1 à Volkmann	(79).

En tout : 6. Nous devrions y joindre, il est vrai, tous les cas dans lesquels, après avoir échoué dans les tentatives de réduction, on a fait exécuter au membre des mouvements dans le but de créer une pseudarthrose, mais ces dernières observations sont si pauvres en détails sur la question des mouvements, que nous nous contenterons de rapporter les cas qui se rapportent à la méthode de Riberi.

Résultats obtenus par l'emploi de la méthode Riberi ou des mouvements communiqués.

(74) A partir du troisième jour, on commença à imprimer des mouvements qui, après deux mois, n'avaient encore amené presque aucun effet.

Au 7e mois, la malade pouvait faire une rotation bornée, porter la main au menton et vaquer à quelques occupations domestiques.

Quatre années se sont écoulées ; les mouvements du bras sont très faciles, à moins que la malade ne cherche à soulever un poids trop considérable. Les mouvements rotatoires sont faibles et étendus.

(75) Le trentième jour, il commença à imprimer des mouvements. Au cinquième mois, la malade élève la main jusqu'à la bouche. Au sixième mois, jusque sur la tête, dans tous les sens. Après deux ans, les mouvements sont très libres et très étendus, pourvu qu'ils ne s'exercent pas avec des corps lourds.

Oger.

(76) Après vingt-cinq jours, des mouvements ont été imprimés au bras. Le malade pouvait lever le bras et porter la main à sa tête. Seulement les mouvements de l'épaule étaient plus libres et plus étendus.

(77) Des mouvements furent imprimés après le neuvième jour. La malade, au bout d'un an, pouvait porter la main à sa tête.

(78) Luigi Gallo écrit à Ribéri qu'il a obtenu un résultat analogue aux siens.

Cependant un certain nombre d'observations, nous semble-t-il, pourraient encore fournir un appoint à la méthode des mouvements. Elles ont trait à des fractures produites accidentellement pendant des manœuvres de réduction de luxations anciennes ou à la suite d'une chute, comme dans le cas fort intéressant de M. Berger (obs. IV, thèse de Valentini, 1882, p. 31), que nous reproduisons quelques pages plus loin; elles ont trait aussi à la méthode Després, ou méthode des fractures du col chirurgical dans les luxations anciennes irréductibles.

En somme, tous ces faits touchent de bien près à ceux des luxations compliquées de fractures dont on a vainement tenté la réduction ou qu'on a abandonnées à elles-mêmes, et pour lesquelles on ne cherche plus qu'une chose : le rétablissement des mouvements.

Voici les observations rapportées dans la thèse du Dr Valentini, 1881.

Obs. I. — 19 juillet 1879. Marie Villeroux. Luxation. La réduction n'est pas obtenue.

La malade entre à la Charité, salle Sainte-Rose, n° 17. Service de M. Trélat, suppléé par M. Berger. Diagnostic : luxation intra-coracoïdienne.

23 septembre (deux mois et demi après l'accident). Tentative de réduction. Fracture du col chirurgical.

Le bras fut rapproché du tronc et mis en écharpe. Le chirurgien essaya vainement de créer une pseudarthrose dans le foyer de la fracture en imprimant tous les jours des mouvements au membre ; la consolidation se fit aussi vite.

La malade sortait le 4 novembre et commençait à cette époque à pouvoir se servir de son bras.

Janvier 1880. Il serait difficile aujourd'hui de retrouver les signes de la luxation.

La forme de l'épaule est un peu modifiée et l'attitude du bras gauche ne diffère pas sensiblement de celle du bras droit.

La malade porte sans difficulté son bras en avant ; le mouvement en arrière est moins aisé et la main n'est portée derrière le dos qu'avec beaucoup de peine.

Le mouvement d'adduction est aussi satisfaisant que possible ; le coude peut être porté par la malade au-devant de la poitrine et la main arrive à se placer sur l'épaule du côté sain.

Les mouvements de rotation se font sans difficulté de dehors en dedans ; ils sont plus gênés en dehors.

Le mouvement d'abduction est le moins étendu ; le bras ne peut être élevé qu'avec peine jusqu'à l'angle droit et, pour arriver à toucher sa nuque, la malade est obligée de relever le moignon de l'épaule et d'incliner la tête à la rencontre de sa main.

La tête humérale contribue sans contredit à tous ces mouvements. On ne peut cependant méconnaître que le fonctionnement du membre se fait surtout grâce à la mobilité du scapulum. (Th. Valentini, 1881, p. 25.)

Obs. II. — X.., femme 53 ans, s'est luxée l'épaule pour la deuxième fois, le 16 avril 1878.

3 mois et 9 jours après elle entre à l'hôpital Cochin, dans le service de M. Desprès et présentait tous les signes d'une luxation sous-coracoïdienne.

La malade ne pouvait rapprocher le bras du tronc ; les mouvements étaient des plus bornés et se passaient tous entre l'omoplate et le thorax.

M. Desprès essaya vainement, par des tractions, de réduire la luxation.

C'est alors qu'il se décida à fracturer l'humérus au col chirurgical, par une élévation forcée du bras, en le faisant basculer sur la voûte acromio-coracoïdienne. Le coude fut rapproché du corps et le bras maintenu dans une écharpe.

Tous les jours des mouvements furent imprimés au membre afin d'obtenir une pseudarthrose ; néanmoins la consolidation s'effectuait au bout de 3 mois.

Bien que la pseudarthrose n'ait pas été obtenue, les avantages que la malade a retirés de l'opération sont considérables.

Sept mois après son entrée à l'hôpital, elle peut rapprocher le coude de la paroi thoracique et du sternum et appuyer sa main sur l'épaule du côté opposé.

Elle porte la main à la tête sans grande difficulté.

Le bras arrive à se placer derrière le dos. Tous ces mouvements sont communiqués à la tête humérale qui est soudée au corps de l'os par un cal un peu saillant, dans une position analogue à celle de la tête du fémur par rapport au grand trochanter.

Le bras est allongé de 2 centimètres.

(Thèse Valentini, p. 28.)

Obs. III. — Service de M. Després, à l'hôpital Cochin. Giroux (Françoise), 68 ans, entre le 4 mars 1879, avec luxation sous-coracoïdienne complète datant de 3 mois.

Bras écarté du tronc; mouvements volontaires nuls et les mouvements communiqués ne sont pas transmis à la tète humérale.

6 mars. M. Després produit une fracture du col. Le bras est rapproché du tronc et mis en écharpe.

Des mouvements sont imprimés au membre dans les deux jours qui suivent.

Le 9. La malade accuse des douleurs vives dans l'articulation; la fièvre se déclare assez intense. Le traitement est suspendu.

Le 24. Les mouvements sont repris et continués jusqu'aux premiers jours d'avril, époque à laquelle se déclare une attaque de rhumatism articulaire aigu généralisé.

Lorsque la malade fut remise de cette grave atteinte, le cal osseux était complètement formé. Mais le rapprochement du bras était obtenu et grâce à des manœuvres méthodiques continuées journellement, à l'électrisation des muscles de l'épaule, les mouvements ne tardent pas à revenir, (janvier 1880), la malade peut porter le bras au-devant de la poitrine et mettre la main sur l'épaule du côté opposé; elle le dirige aisément en arrière et lui imprime des mouvements de rotation très étendus. Le mouvement d'abduction est le plus malaisé; le bras atteint avec peine l'angle droit.

L'épaule présente à peu de chose près sa configuration normale.

Bien que les mouvements deviennent plus difficiles si l'on vient à maintenir solidement l'omoplate et la clavicule, on ne peut mettre en doute la mobilité de la tête humérale jouant dans sa nouvelle articulation. (Th. Valentini, p. 29.)

Obs. IV. — X..., âgé de 67 ans, salle Sainte-Victoire, à l'hospice d'Ivry, service de M. Berger.

Luxation intra-coracoïdienne datant de huit ans. Impossibilité de porter le coude au-devant de la poitrine, de placer la main derrière le dos, mouvement d'élévation très borné; la main n'arrive pas à toucher la tête. Absence de mouvements de rotation humérale.

15 novembre 1879. La malade fait une chute à la suite de laquelle on constate une fracture du col chirurgical de l'humérus.

Le bras est mis dans un appareil et la fracture se consolide en six semaines.

Le cal est très volumineux et la tête soudée au corps de l'os forme un angle avec lui.

Au mois de mars 1880, des mouvements assez étendus se passent dans l'articulation nouvelle. La malade porte le coude au-devant du sternum; elle met sa main sur l'épaule du côté sain. Elle parvient également à la porter derrière le dos.

Le mouvement d'élévation est beaucoup plus étendu qu'avant la chute.

La tête humérale est devenue mobile. (Thèse Valentini, p. 31.)

On pourrait ici se poser une question qui, d'ailleurs, a été discutée à la Société de chirurgie : le rétablissement des mouvements a-t-il lieu par néarthrose ou par pseudarthrose entre les fragments? Il est, à notre avis, bien difficile de se prononcer d'une façon catégorique à cet égard.

Chez un malade de M. Després, M. Duplay croyait au cal fibreux, M. Després croyait au cal osseux.

Il ne dépendra pas toujours du chirurgien, quoi qu'il asse, de produire l'une ou l'autre, néarthrose ou pseudarthrose.

Mais l'essentiel, en définitif, c'est que le chirurgien, à bout de ressources, sache que, par des mouvements communiqués, il pourra faire d'un membre gênant un membre utile au patient.

A quel moment convient-il d'imprimer des mouvements?

Riberi recommande de ne pas commencer à imprimer

des mouvements entre les fragments avant le vingtième ou le trentième jour.

Peyrani commençait dès le troisième jour.

Nous dirons : 1° il ne faut pas imprimer de mouvements tant qu'il existe des phénomènes inflammatoires; 2° on commencera à imprimer des mouvements du douzième au quinzième jour, mouvements très ménagés, d'abord, et ensuite de plus en plus étendus. Attendre davantage serait courir les risques de l'enkystement de la tête et de la roideur musculaire. M. Després imprime des mouvements dès le second jour; mais il agit sur un terrain différent du nôtre, et cependant il dut, dans l'observation III que nous venons de rapporter, suspendre les mouvements par suite de l'inflammation qu'ils avaient déterminée. Il est remarquable que, procédant de la sorte, M. Després n'ait jamais obtenu de pseudarthrose et qu'il y ait eu constamment consolidation osseuse.

Et ce nous semble un bienfait. La pseudarthrose, quand nous nous reportons à quelques-unes de nos observations, dans lesquelles on l'a cherchée et obtenue, par exemple (74) Peyrani, etc., ne donne que des résultats très imparfaits. Nous y lisons constamment que la personne ne peut soulever des fardeaux ni un objet un peu lourd, aussi la néarthrose nous paraît-elle préférable. D'ailleurs, n'avons-nous pas dit qu'il fallait toujours, à défaut de réduction immédiate, rechercher la consolidation qui exclut l'idée d'une pseudarthrose.

Nous devons encore nous arrêter un instant sur une méthode qu'avait indiquée Morel-Lavallée (thèse de concours 1851), méthode imitant la nature qui, disait-il, ramène si fréquemment par la rétractilité des muscles l'extrémité supérieure de la diaphyse en contact avec la cavité articulaire.

Dans nos observations (48 et 49, 58) nous voyons en effet les chirurgiens y avoir eu recours. Je ne sais s'ils l'ont fait par penchant pour un système qui peut en séduire d'autres, puisqu'il avait séduit Morel-Lavallée. Mais il est des cas ou l'on sera peut-être heureux d'y recourir, quand, par le fait de l'écartement trop considérable existant entre les fragments, on aura dû renoncer à la consolidation ainsi qu'à la pseudarthrose entre les fragments. C'est ce qu'a fait M. Richet dans un cas de rupture du col anatomique de l'humérus survenue pendant la réduction d'une luxation ancienne. « La calotte humérale, dit-il (Gaz. des hôp., 1860, p. 159) resta fixée au-dessous de la clavicule; mais le fragment inférieur devint très mobile et l'idée me vint de ramener son extrémité supérieure sur la cavité glénoïde et de l'y maintenir. Au bout de six semaines la malade exécutait déjà quelques mouvements; depuis, son état s'est encore amélioré et, aujourd'hui, elle se sert presque aussi bien de ce membre que de l'autre. »

Par l'emploi de cette méthode de Riberi ou des mouvements communiqués, nous constatons, en somme, que les mouvements ne reviennent que bien lentement dans le membre lésé et qu'ils sont loin d'avoir la perfection de ceux qu'on peut attendre des autres méthodes. Ce n'est qu'après un temps fort long que Riberi (76) et Peyrani (74) ont pu obtenir quelques résultats; aussi le chirurgien ne devra-t-il pas rechercher d'abord, à l'exemple de Peyrani dans le cas (75), à créer une pseudarthrose sans avoir tenté la réduction immédiate ou la réduction par la méthode ancienne. Mais le chirurgien n'oubliera pas qu'après l'échec de celle-ci la méthode des mouvements communiqués sera sa dernière ressource, et pour le malade son seul espoir de retrouver un membre utile. Il devra bien se pénétrer de cette pensée que les mouvements ne reviendront pas d'eux-mêmes et qu'ils ne reviendront pas en un jour. C'est pourquoi longtemps et chaque jour le chirurgien s'appliquera à en favoriser le retour et l'étendue. Il est à peine besoin d'ajouter que l'électricité et le massage seront pour lui de puissants auxiliaires. Bref, il ne négligera rien pour préserver son malade du sort malheureux de cet homme (55) dont la lésion avait été abandonnée à elle-même et que Malgaigne vit onze mois après l'accident. Cet homme devait rester estropié toute sa vie.

Mais devra-t-on confier au malade le soin de faire ces mouvements? Lafaurie, dans sa thèse inaugurale, dit « qu'on ne doit jamais confier le traitement au blessé; que le chirurgien seul sait sans être nuisible imprimer au membre luxé des mouvements méthodiques et réellement utiles. » Cela est vrai dans une certaine mesure, car le chirurgien seul connaît toute la portée de la règle que Bonnet a posée pour le traitement de l'ankylose, c'est-à-dire « l'importance de l'immobilisation de la partie de l'articulation qui est la plus voisine du tronc, tandis que la partie qui est la plus éloignée reçoit des mouvements alternatifs dans toutes les directions qu'elle peut normalement parcourir. Il arrive souvent, en effet, qu'en voulant imprimer des mouvements à une articulation donnée on laisse cette articulation en repos et que l'on fait mouvoir des parties sur lesquelles on n'a pas l'intention d'agir.

« Dans le cas qui nous occupe si l'on n'assujettit pas l'omoplate, les mouvements qu'on fera exécuter au bras n'auront point leur centre d'action dans l'articulation malade, mais dans des attaches qui fixent l'omoplate à la paroi postérieure du thorax. »

Mais il faut bien penser que le malade ne peut vivre chez son médecin. Aussi doit-on lui enseigner les moyens d'exercer lui-même son bras, lorsque le cal aura acquis toute sa solidité. Il en est de très simples qui donnent d'aussi bons résultats que les appareils qui ont été inventés, par exemple celui que préconise M. le professeur Le Fort (thèse de Renard, 1874) :

« Le malade étant assis sur une chaise, on immobilise son omoplate à l'aide d'une serviette ou d'un drap roulé dont on applique le plein sur le moignon de l'épaule, tandis que les deux chefs sont solidement fixés aux barreaux de la chaise. Ceci fait, on fixe le bras muni de bandes et de compresses, de façon à éviter toute contusion, à une corde passant par une poulie fixée au plafond. Les mouvements sont communiqués au bras en tirant sur le chef de la corde laissé libre à l'aide du membre sain. »

QUATRIÈME PARTIE

Y A-T-IL LIEU D'EXTRAIRE LA TÊTE LUXÉE ET FRACTURÉE AU COL ANATOMIQUE.

Nous n'avons rien dit, en effet, jusqu'ici des dangers que devait courir au milieu des tissus la tête séparée du reste de l'os, privée de ses éléments de nutrition, et cette abstention dans la question que nous traitons devait paraître singulière. C'est un côté que nous ne pouvions oublier; mais nous avions une raison de le réserver pour la fin de notre travail, celle d'appeler plus particulièrement l'attention sur les tendances actuelles de quelques chirurgiens et d'en faire voir les périls.

Tout le monde sait les idées que professait Delpech au sujet de la tête luxée et fracturée au col anatomique. Entendez le plus tôt s'exprimant dans l'important mémoire qu'il a écrit à propos du cas d'Houzelot. « On peut sans exagération regarder toute réduction comme impossible. Comment repousser la tête de l'humérus dans l'articulation? *Comment la retourner de manière que les nouvelles surfaces fussent en contact mutuel? Comment s'assurer du rétablissement des rapports naturels entre les fragments? Comment les maintenir coaptés? etc, etc. Mais un doute plus important se présente. Comment le petit frag-*

ment d'une pareille fracture aurait-il pu subsister? Que l'on remarque que par la conversion qu'il a éprouvée, son bord antérieur est devenu interne ou même postérieur *et vice versâ*. Cette transposition avait dû détruire toute espèce de liaison entre cette pièce et le reste de l'humérus et, en effet, il *ne restait que quelques petits lambeaux du périoste qui subsistaient dans le point* où *les deux fragments se touchaient encore.* » Et, conséquent avec ses principes il concluait :

« Cet état ne peut avoir un terme avantageux que par l'élimination de la portion osseuse qui a été isolée et frappée de mortification : sa suppression peut donc seule prévenir, ou du moins modérer les accidents. Malheureusement, il sera sans doute très difficile de former un diagnostic exact dès le principe, et c'est alors surtout qu'une opération pratiquée dans ce dessein pourrait-être d'une très grande utilité.

« Si dans un cas de cette espèce nous étions assez heureux pour n'être pas déçu par les apparences, nous ne *craindrions pas* de nous exposer à une censure méritée en *entreprenant de remplir l'indication principale.* »

Eh bien, l'indication principale vient d'être remplie en Amérique : on lira avec intérêt, croyons-nous, cette observation dont nous avons déjà parlé à propos du diagnostic et de la théorie de Lenoir.

80. Morton, Th. G. (Trad. de l'anglais) :

Cas de fracture passant par le col anatomique, avec séparation complète et luxation de la tête dans le creux axillaire. Extraction.

Joseph W..., âgé de 73 ans, est amené à l'hôpital, le 22 novembre 1882, en état d'ivresse. Il tomba dans les escaliers. On ne sait comment le coup fut porté.

A l'examen du malade on constatait de la décoloration (discoloration) et un peu d'enflure de l'épaule gauche, avec mobilité anormale de l'articulation; mais la crépitation (preternatural) n'était pas sensible. On reconnaissait facilement une fracture du col anatomique de l'humérus, la tête étant complètement séparée, disloquée et chassée dans l'aisselle, où elle formait une tumeur très nette qui pouvait être saisie avec la main, retournée complètement et changée de position. Toute la question était de savoir s'il fallait laisser cette portion de l'os dans cette position contre nature ou s'il fallait la réduire ou l'enlever. C'est ce qui fut discuté. Il semblait rationnel que la tête de l'os, si entièrement privée de toute source de nutrition, même en cas de réduction, dût infailliblement se nécroser. Cependant, en l'absence de preuves démontrant que la tête d'un os ainsi détachée constitue un séquestre, et pour cette raison que des fractures non moins complètes, avec séparation et position (apposition) irrégulière avaient été suivies, dans bien des cas, d'une union plus ou moins complète, il fut convenu avec mon collègue le Dr Agnew, que je consultai à cet égard, il fut convenu, dis-je, qu'une tentative de réduction serait faite.

Après de nombreux et vigoureux efforts, faits sans succès, je résolus de ne pas laisser la tête dans l'aisselle. Son extraction fut décidée et facilement exécutée par une petite incision faite à la partie la plus déclive de la région axillaire. Les lèvres de la plaie furent réunies par des points de suture avec du fil d'argent et le bras fut maintenu contre la poitrine.

Le patient fut en état de sortir le 5 décembre. Mais, le jour suivant, il fut pris de diarrhée violente, avec épuisement. La mort survint huit jours après.

La ligne de la fracture, dont nous donnons le dessin, passait directement par le col anatomique, où un peu de tissu capsulaire restait attaché (fig.)

Sur l'humérus consécutivement examiné on constatait une absorption considérable; il était arrondi au siège de la fracture; mais l'articulation était intacte. (The American journal of the medical Sciences, january 1884, p. 173, nº CLXXIII, new series, article XII.)

Cette guérison si rapide, suivie d'une mort presque simultanée, laquelle nous rend involontairement sceptique sur ses causes véritables, ne va-t-elle point nous faire changer nos conclusions? Eh bien, non!

Delpech n'avait pu communiquer son éloquente terreur

aux autres chirurgiens. Tous s'étaient refusés à le suivre sur cette voie. Delpech n'avait pas vu que la tête va continuer de vivre par les « QUELQUES *petits lambeaux du périoste qui subsistent dans le point où les deux fragments du périoste se touchaient encore.* »

C'est, en effet, le cas le plus fréquent. Rarement, la tête est complètement séparée de la diaphyse.

Mais le fût-elle, ce qu'on ignore, il faudrait l'y laisser ; car il faut mettre toutes les chances du côté du malade, et chercher, autant que possible, si on ne réussit pas à la réduire, à favoriser sa coaptation, sa soudure.

Lorsqu'une portion de l'os ne conserve aucune espèce de débris de membrane synoviale ou de périoste, nous disait M. le professeur Le Fort, cette portion isolée peut vivre encore par une sorte de greffe qui s'établit entre elle et les tissus avoisinants. La tête de l'humérus, complètement séparée et isolée, renferme des canaux et des vaisseaux : il est vrai qu'ils ne reçoivent pas de sang à ce moment, mais ils sont en rapport avec la lymphe plastique qui s'épanche des parties voisines irritées et enflammées; cette lymphe, ce suc suffit à nourrir la tête jusqu'à ce que la communication soit rétablie entre elle et le fragment inférieur, d'où partent des stalactites osseuses où la circulation existe toujours, et qui peu à peu vont s'unir au fragment détaché.

Et, dans quelques cas où la soudure ne s'est pas faite entre les deux fragments, on a pu voir la tête de l'humérus s'enkyster dans les tissus où elle avait été jetée par le traumatisme, et y rester à l'état de corps étranger sans produire aucun désordre autour d'elle.

Que, dans les cas où la lésion se complique d'une ouverture de l'articulation, l'on débarrasse la plaie de cette tête, soit! Mais qu'on aille, de gaîté de cœur, ouvrir une articulation qui n'a pas été entamée par le traumatisme, c'est plus qu'une faute, c'est presque un crime! disait-on dernièrement à la Société de chirurgie; et, pourtant, nous ne serions pas surpris de lire demain qu'un chirurgien, dans un cas de luxation avec fracture non compliquée de plaie, a tranquillement ouvert l'articulation, débarrassé la cavité articulaire des caillots qui la remplissaient, enlevé la tête ou suturé les fragments et refermé la plaie du bistouri, le tout antiseptiquement.

CINQUIÈME PARTIE

CONCLUSIONS.

1° En présence d'un traumatisme violent à la région de l'épaule, donnant à la fois certains signes appartenant à la luxation, tels que l'aplatissement du moignon de l'épaule et ceux de la fracture, tels que la mobilité anormale, une crépitation osseuse bien marquée, un raccourcissement notable du membre, le chirurgien devra toujours soupçonner la possibilité d'une luxation compliquée de fracture du col chirurgical ou du col anatomique ;

2° On ne peut encore rien dire de certain sur le mécanisme de cette lésion ;

3° Contrairement aux idées de Lenoir, le diagnostic et la réduction immédiate de la luxation compliquée de fracture sont possibles, même lorsque la fracture siège au col anatomique ;

4° La réduction immédiate est sans danger si l'on emploie le refoulement, et l'anesthésie en est un très utile auxiliaire ;

5° Les tractions fortes sont inutiles et peuvent être dangereuses ;

6° Si la réduction immédiate ne réussissait pas, le chirurgien traiterait la fracture sans se préoccuper de la luxation, et ferait, après la consolidation, des tentatives modérées pour obtenir la réduction ;

7° Si le chirurgien échouait dans les tentatives de réduction après consolidation, il s'appliquerait à faire exécuter des mouvements au membre.

INDEX BIBLIOGRAPHIQUE.

American Journal (The) of the medical Sciences, january 1884, art. XII, p. 173, nº CLXXIII.

Anger (Benjamin). — Traité iconographique des maladies chirurgicales, p. 21 et 85, pl. XXII.

Atlas des fractures et luxations, par Malgaigne, pl. XXI, fig. 5 et 6.

Bonnet. — Appareils du mouvement, 1848.

— Traité des maladies des articulations, t. I, p. 132.

Bottentuit. — (Voir Cezerac et Gallée.)

Boyer. — Traité des maladies chirurgicales, t. III.

Bulletins de la Société anatomique 1840, p. 227.

— de la Société de chirurgie :

1º (1851) Séance du 11 juin, p. 160 (Lenoir).

2º (1852) Séance du 14 juillet, p. 17 (Marjolin).

3º (1852) Séance du 15 septembre, p. 111. (Envoi du manuscrit-mémoire Richet.)

Séance du 7 octobre, p. 154.
Séance du 20 octobre, p. 159.
Séance du 13 octobre, p. 186.
Séance du 27 octobre, p. 196.

4º (1858) Séance du 2 juin, p. 521.

Séance du 9 juin, p. 526.

5º (1860) Séance du 21 mars, p. 175.

6º (1862) Séance du 4 juin, p. 281 à 290 (Champenois).

7° (1879) Séance de janvier, p. 24 et 64.
Séance d'août, p. 742 (Desprès).
8° (1882) Séance du 22 février, p. 129. (Section des adhérences : Polaillon.)

Cezerac. — De luxatione humeri. (Thèse de 1778.)

Champenois. — Bulletins de la Société de chirurgie, année 1862, séance du 4 juin, p. 281 à 290, et Gazette des hôpitaux, 1862, n° 72, p. 288.

Chassaignac. — Thèse de concours 1850 (sur les fractures compliquées).

Compendium chirurgiæ (Denonvilliers et Gosselin).

Cooper (**Astley**) et **Benjamin Travers.** — Trad. de l'anglais par G. Bertrand, 1822, t. I.

Cooper (**Astley**) (OEuvres chirurgicales de).—Traduction de Chassaignac et Richelot. Paris, 1837.

Delpech. — Maladies chirurgicales, t. III, p. 233, pl. XV.

Demarquay-Betbèze, interne. — Gazette des hôpitaux, 1866, p. 398.

Denucé. — Nouveau Dictionnaire de médecine et de chirurgie pratiques, t. II, 1865, art. Ankylose, p. 540.

Desault. — OEuvres chirurgicales, t. I, p. 379.

Desprès. — (Voir Bulletins de la Société de chirurgie, année 1879.)

Dupuytren. — Cliniques chirurgicales, t. III, p. 119, et Lancette française (Gazette), t. III, n° 1, p. 2.

Ephémérides médicales de Montpellier et clinique des hôpitaux, 1827 (19 mai), p. 378.

Gallée. — De capitis humeri luxatione et colli ejusdem fracturâ simultaneâ. (Thèse de 1786.)

Gazette médicale, 1843, p. 497.

Gosselin. — Mémoires de la Société de chirurgie, t. III, 1853, p. 469 à 478, et Gazette des hôpitaux, 6 juillet 1869, p. 77.

Gurlt. — Handbuch der Lehre von den Knochenbrüchen, 1864-1865 [(1), p. 754, et (1) p. 755, Bottentuit].

Heister. — Institutiones chirurgiæ, t. I, p. 530.

Houghton. — Gazette médicale, 1845, p. 48.

Hamilton. — Practical Treatise on fractures and dislocations, fourth edition, Philadelphia, 1871.

Journal de chirurgie de Malgaigne et Revue médico-chirurgical sous la direction de Malgaigne, à partir de l'année 1847.

1843, t. I, p. 233.
1845, t. III, p. 257 et 333.
1846, t. IV, p. 180. (Peyrani.)
1853, t. XIII, p. 51. (Le Fort.)
1853, t. XIII, p. 80. (Lux. compliq. de fract.)
1855, t. XVIII, p. 20, 149 et 331.

— des progrès des sciences et institutions médicales, t. X, p. 249. (Warren.)

Lafaurie. — Étude sur les luxations anciennes. (Thèse inaugurale, 1869, t. VIII.)

Lallemand. — Ephémérides méd. de Montpellier et clinique des hôpitaux, 1827 (19 mai), p. 378.

Laroche. — Thèse inaugurale de Strasbourg, 1803, sur la luxation de l'humérus.

Le Fort. — Journal de chirurgie de Malgaigne (Revue médic. chirurg.), t. XIII, p. 51, année 1853, et Journal encyclopédique des sciences médicales, art. Axillaires (vaisseaux), t. VII, p. 627.

Lenoir. — (Voir Bulletins de la Société de chirurgie, 11 juin 1851, 13 octobre 1852 et 2 juin 1858.)

Malgaigne. — Fractures et luxations. — Leçons d'orthopédie. — Atlas, pl. XXI, fig. 5 et 6. (Voir Journal de chirurgie de Malgaigne.)

Manzini. — Bulletins de la Société anatomique, 1840, p. 227.

Marchand. — Thèse d'agrégation, 1875. (Des accidents qui peuvent compliquer la réduction des luxations traumatiques.)

Marjolin. — Bulletins de la Société de chirurgie, 14 juillet 1852, p. 17.

Mémoires de la Société de chirurgie, 1853, t. III, p. 445 et suiv.

Morel-Lavallée. — Thèse de concours 1851, sur les luxations compliquées. (Voir Bulletins de la Société de chirurgie, 1852, 1858, 1862.)

Musée Dupuytren, n°s 729, 729*a* (Lenoir), 729*b*. (Catalogue par Houel, 1878, t. III, p. 138 et 139.)

— du Val-de-Grâce, n° 563. (Houzelot-Delpech.)

Nélaton. — Éléments de pathol. chirurg., Paris, 1844, t. I, p. 730.

Ollier. — Dictionnaire encyclop. des sciences médicales, art. Ankylose, p. 183.

Panas. — Nouveau Dictionnaire de médecine et de chirurg. pratiq., t. XIII, 1870, p. 491, art. Épaule.

Polaillon. — Bulletins de la Société de chirurgie, année 1882, p. 100 et 129.

Renard. — Sur les fractures de l'extrémité supérieure de l'humérus au point de vue du traitement. (Thèse de 1874.)

Revue de chirurgie, t. II, 1882, p. 333. (Polaillon.)

Ribori. — Gazette médicale de Paris, 5 août 1843, p. 497.

Richet. — 1° Bulletins de la Société de chirurgie, 15 septembre, 7, 20, 13 et 27 octobre 1852.

2° Mémoires de la Société de chirurgie, t. III, 1853, p. 455 à 468.

3° Bulletins de la Société de chirurgie, 1860, p. 175.

4° Bulletins de la Société de chirurgie, 1862, p. 281.

Robert. — Cliniq. chirurg. de l'Hôtel-Dieu, 1860, p. 3.

Sandifort. — Thesaurus dissertationum, t. I.

Thamhayn. — Ueber die mit Fractur des Collum Humeri complicirten Schulterluxationen. Halle, 1868. (Inaug. Diss.)

Valentini. — Thèse de 1881, p. 25 et suivantes. Des fractures de l'humérus dans les tentatives de réduction des luxations anciennes de l'épaule (observations).

Paris. — A. PARENT, imp. de la Faculté de méd., A. DAVY, successeur, 52, rue Madame et rue M.-le-Prince, 14.

A LA MÊME LIBRAIRIE

Revue mensuelle des maladies de l'enfance (hygiène, médecine, chirurgie, orthopédie), publiée sous la direction de MM. les Drs CADET DE GASSICOURT, médecin de l'hôpital Trousseau, et DE SAINT-GERMAIN, chirurgien de l'hôpital des Enfants-Malades. — Secrétaire de la rédaction : M. le Dr Pierre-J. MERCIER, médecin consultant à Bourbonne-les-Bains.

La Revue, dont la première livraison est parue le 1er janvier 1883, forme chaque mois un fascicule de 48 pages.

Prix de l'abonnement : 12 fr. pour Paris et les départements.
— 14 fr. pour les pays faisant partie de l'*Union postale*.

Annales de Gynécologie (*Maladies des femmes. Accouchements*), publiées sous la direction de MM. les Drs PAJOT, professeur d'accouchements à la Faculté de Paris; COURTY, professeur de clinique chirurgicale à la Faculté de Montpellier; T. GALLARD, médecin de l'hôpital de la Pitié. — Rédacteurs en chef MM. les Drs A. LEBLOND, médecin de Saint-Lazare, et A. PINARD, professeur agrégé à la Faculté de Paris.

Les *Annales de Gynécologie*, commencées le 15 janvier 1874, paraissent le 15 de chaque mois par fascicules de 80 pages, et forment chaque année 2 vol. in-8 de 480 pages. Des figures sont intercalées dans le texte.

Prix de l'abonnement : 18 fr. pour Paris.
— 20 fr. pour les départements.
— Pour l'étranger le port en sus.
— Prix du numéro : 2 fr.

Traité théorique et pratique de l'art des accouchements, par M. le Dr CAZEAUX. 10e édition, revue et annotée par S. TARNIER. 1 vol. gr. in-8, broché. Prix. 16 fr.

Trousse gynécologique, par M. le Dr COURTY, professeur à la Faculté de médecine de Montpellier, 1 vol. in-8, avec 64 figures. Prix. 2 fr.

Traité des maladies des femmes, par M. le Dr GAILLARD-THOMAS. 1 vol. in-8, avec 301 gravures sur bois intercalées dans le texte. Ouvrage traduit de l'anglais sur la 10e édition, par le Dr LUTAUD. Prix. 16 fr.

Manuel des accouchements, par M. le Dr GIRARD, chirurgien de l'hôpital de Draguignan, professeur à la Maternité. 1 vol. in-8, avec figures. Prix. 6 fr.

Traité élémentaire de chirurgie gynécologique, par M. le Dr LEBLOND, médecin de Saint-Lazare. 1 vol. in-8, avec 281 figures intercalées dans le texte. Prix. 10 fr.

Travaux d'obstétrique et de gynécologie, par M. le Dr PAJOT, professeur d'accouchements à la Faculté de médecine de Paris, précédés d'éléments de pratique obstétricale. 1 vol. in-8. Prix. 12 fr.

Traité du palper abdominal, au point de vue obstétrical et de la version par manœuvres externes, par M. le Dr PINARD, professeur agrégé à la Faculté de médecine de Paris. 1 vol. in-8 avec 27 gravures, et précédé d'une préface de M. le professeur PAJOT. Prix. 6 fr.

Paris. — A. PARENT, imprimeur de la Faculté de médecine, A. DAVY, successeur, 52, rue Madame et rue Monsieur-le-Prince, 14.

www.ingramcontent.com/pod-product-compliance
Ingram Content Group UK Ltd.
Pitfield, Milton Keynes, MK11 3LW, UK
UKHW020350230726
13925UKWH00003B/1046